怀孕了怎么吃、怎么养

一看就懂

中国优生科学协会学术部◎主编

吉林科学技术出版社

图书在版编目（CIP）数据

怀孕了怎么吃、怎么养一看就懂 ／ 中国优生科学协会学术部主编. -- 长春 ：吉林科学技术出版社, 2019.10
ISBN 978-7-5578-3575-0

Ⅰ . ①怀… Ⅱ . ①中… Ⅲ . ①妊娠期－饮食营养学－基本知识 Ⅳ . ①R153.1

中国版本图书馆CIP数据核字 (2017) 第296057号

怀孕了怎么吃、怎么养一看就懂

HUAIYUN LE ZENME CHI、ZENME YANG YI KAN JIU DONG

主　　编　中国优生科学协会学术部
出 版 人　李 梁
责任编辑　孟 波　端金香　穆思蒙
实习编辑　张碧芮
封面设计　长春创意广告图文制作有限责任公司
制　　版　长春美印图文设计有限公司
幅面尺寸　167 mm×235 mm
字　　数　240千字
印　　张　10.5
版　　次　2019年10月第1版
印　　次　2019年10月第1次印刷

出　　版　吉林科学技术出版社
发　　行　吉林科学技术出版社
地　　址　长春市福祉大路5788号出版集团A座
邮　　编　130118
发行部电话/传真　0431-81629529　81629530　81629531
　　　　　　　　　81629532　81629533　81629534
储运部电话　0431-86059116
编辑部电话　0431-81629517
印　　刷　长春百花彩印有限公司

书　　号　ISBN 978-7-5578-3575-0
定　　价　45.00元
如有印装质量问题　可寄出版社调换
版权所有　翻印必究　举报电话：0431-81629508

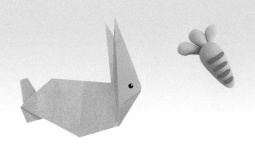

准妈妈在每个月里会发生哪些生理变化？胎儿的变化又是什么？如何摄入对胎儿大脑神经有益的食物？哪些食物能增加胎儿的脑细胞数量、促进他的脑部发育……

准妈妈如何安排一日三餐，三餐之外的零食怎么选择，如何保证营养均衡，如何让胎儿大脑发育得更好，如何规范饮食中的细节问题……本书为您提供了一套全方位的孕期营养方案。

不管您是头胎准妈妈，还是二胎准妈妈，都能在本书中找到您需要的。孕期要吃好，并不是靠一味地多吃来拼量，更应重视饮食的质。食物多样化，营养均衡，才能在总热量不变的前提下摄入全面的营养，满足胎儿生长发育的需要。

怀孕了怎么吃、怎么养？请您不用担心，在这段特殊的时期，有我们的营养专家、孕育专家、心理专家与您一路同行。

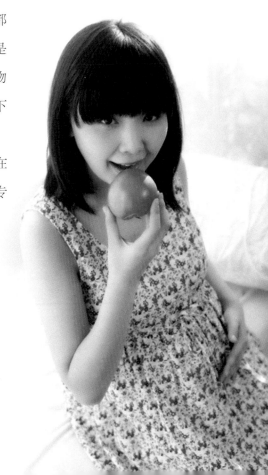

第一章
孕产期营养知识储备

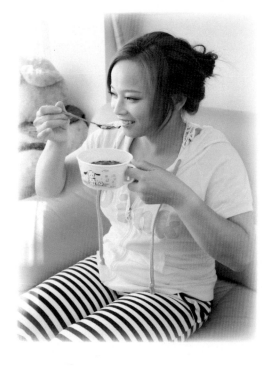

第二章
最受准妈妈欢迎的明星食物

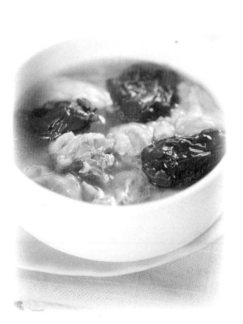

第三章
孕期各月营养补充方案

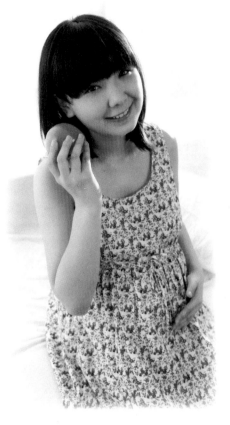

第三节 孕3月：保证营养

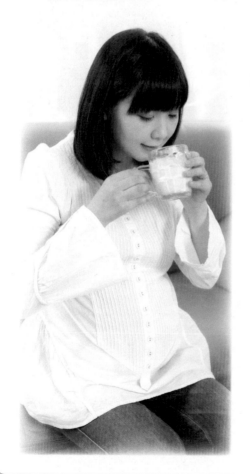

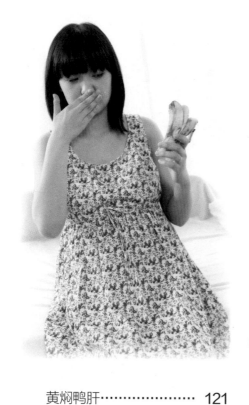

第八节 孕8月：准妈妈胃口又变差了

第九节 孕9月：准妈妈要注意体重

第十节 孕10月：和胎儿 一起冲刺

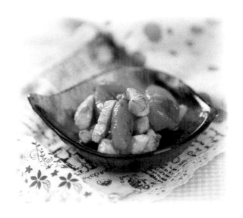

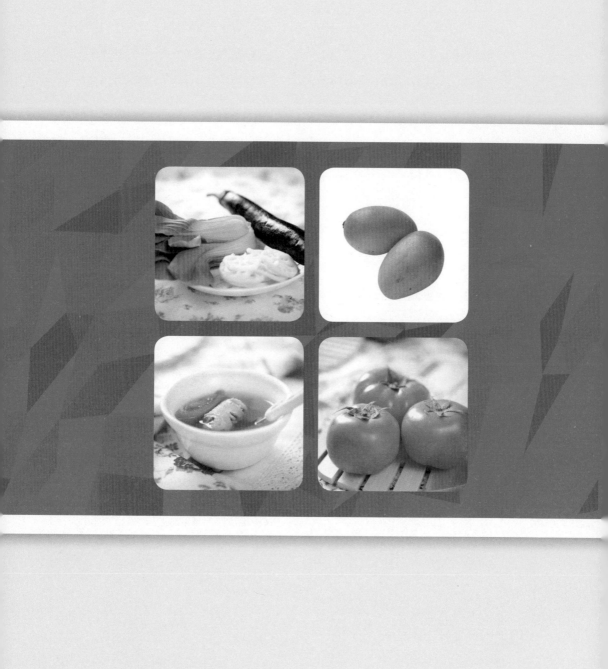

第一章

孕产期

营养知识储备

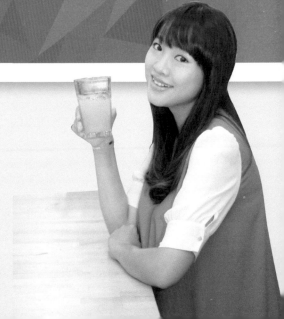

第一节 营养对胎儿的影响

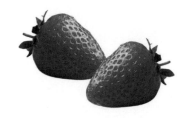

准妈妈营养不良或营养缺乏不仅会影响自身的健康，而且会影响胎儿的器官分化、生长发育，甚至还会影响胎儿脑细胞的发育，对胎儿发育不利。

🔅 营养是保证胎盘发育的关键

胎盘是胎儿自母体汲取营养、排出代谢产物的主要通路。胎盘组织不仅转运营养物质，还进行正常代谢，充足的孕期营养是胎盘正常代谢和发挥功能的前提条件。如果孕期营养不足，尤其是蛋白质、热量缺乏时，胎盘的正常代谢受到影响，胎盘细胞数目减少，可能导致流产、早产、死胎及低体重儿的出生。

🔅 营养影响胎儿脑细胞的发育

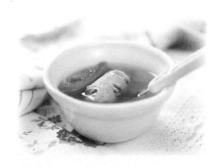

由于胎儿脑细胞发育过程在很多方面是不可逆的，在怀孕期间保证母体营养使胎儿脑细胞正常发育显得尤为重要。准妈妈的合理饮食，能促进胎儿脑细胞数量的增加和质量的提高。

可以说，孕期准妈妈不但要满足自身的营养需求，而且还要负担起满足胎儿迅速生长的营养需要的重任，因此准妈妈更需要提高营养意识。

➡️ 营养缺乏的危害

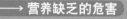

饮食中如果缺乏维生素B$_1$，会对胎儿中枢神经产生不良影响。

缺乏叶酸，胎儿有出现唇裂等畸形的危险。

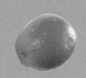

缺乏维生素C，可能阻碍胎儿神经细管向大脑输送营养。

第二节 合理搭配是核心

营养是生物从外界摄入食物，在体内经过消化、吸收、代谢，以满足其自身生理功能和从事各种活动所需要的过程。这些维持机体正常生长发育、新陈代谢所必需的物质就是营养素。

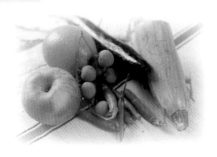

营养的核心是合理搭配

营养的核心是合理搭配。合理搭配营养是指既要通过膳食调配提供满足人体生理需要的能量和各种营养素，又要考虑合理的膳食制度和烹调方法，以利于各种营养物质的消化、吸收与利用。此外，还应避免膳食构成的比例失调、某些营养素摄入过多，以及在烹调过程中营养素的损失或有害物质的生成等。

名　称	作　用	含量较多的食物
蛋白质	是人体细胞修复和更新的主要原料	豆、奶、蛋、鱼、瘦肉
脂　肪	备用的能源物质	肥肉、花生、大豆、植物油
糖　类	直接提供能量的物质	米饭、馒头、薯类等主食
无机盐	组成人体组织的重要材料（如钙、铁等元素）	牛奶、豆制品、猪肝、红枣
维生素	在人体代谢中起调节作用，是人体不可缺少的营养素	蔬菜、水果
水	人体细胞的主要成分	西瓜、黄瓜等果蔬

膳食的追求是营养平衡

膳食追求的是营养平衡，没有哪一种单一的食物能够提供全面的营养，因此准妈妈的膳食要进行合理的搭配。好的膳食不但要给食用者提供足够的热量和所需的各种营养素，还要保持各种营养素之间的比例合理和多样化的食物来源，以提高各种营养素的吸收和利用，达到合理膳食的目的。

人体需要六大营养素

人体需要的营养素有42种，分成六大类：蛋白质、脂肪、糖类、无机盐、维生素、水。

第三节 营养补充要尽早

先天性体质从成为受精卵的那一刻起就已经决定了，准妈妈怀孕前的营养状况至关重要。因此，准妈妈孕前的营养储备状况，对于优生起着很大作用。

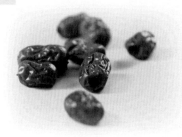

💡 补充不及时易导致营养不良

如果准妈妈营养不良可能造成孕期血容量相对不足，随之心搏出量、胎盘血流量相对减少，胎儿在子宫内发育缓慢，即使是足月产的婴儿也特别瘦小。产妇在孕期增加的体重小于7千克或大于15千克时，往往容易生出低体重儿。由于胎儿神经的发育、肾脏和肺脏的成熟都在孕晚期，因此低体重儿出现组织缺陷的可能也较大。所以，准妈妈营养摄入不足，直接影响胎儿的健康成长和发育。

→ 孕期体重增加参考

孕前体重指数(BMI)	孕期体重增加参考值（千克）
BMI≥28	增重8~11
BMI 24~28	增重10~12
BMI 18.5~24	增重11.5~12.5
BMI＜18.5	增重13~15

BMI=体重（千克）/[身高（米）]^2

例：体重54千克，身高1.6米，BMI=54/1.6^2≈21.09

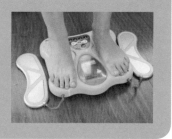

💡 孕前营养补充很重要

另外，妊娠初期很多准妈妈会出现不同程度的妊娠反应，很大程度上影响到营养的摄入。如果孕前营养储备不足，就很容易使胎儿发育，特别是脑细胞增殖的高峰期（3~5个月）发育受到影响。因此，准妈妈补充营养以早为妙。

第四节 保留食物中的营养

健康的饮食不仅要认真选择食物，还要科学合理地保存、加工和烹饪食物，最大限度地保留食物中的营养素。

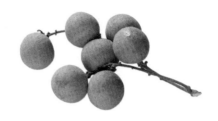

生活中小注意，营养大保留

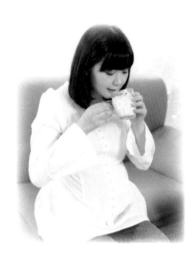

•奶制品•

冲泡奶粉时不要用沸水，最好用40~60℃的温开水冲泡，这样既能保证奶制品口感，又不会减少营养。加热奶酪的话，温度也不能太高，达到适合入口的温度就可以。购买酸奶时要注意品牌，保质期越短越好。

•蔬菜、水果•

蔬菜、水果应该现买现吃，放置久了其所含的维生素就会减少。蔬菜宜先洗后切，以免水溶性维生素及无机盐流失。菜一般不宜切得太碎，能用手撕的就用手撕，尽量少用刀，因为铁会加速维生素C的氧化。炒菜时要急火快炒，适当加点醋，这样既可调味，又可保护维生素C少受损失。水果吃时再削皮，防止维生素在空气中被氧化。

•畜肉类、鱼肉类•

畜肉类、鱼肉类食物都有保鲜期，最多保存3个月。鱼肉类保存时间越长，其所含营养素就损失得越明显，尤其是维生素A和维生素E。因此，鱼肉类要趁新鲜吃，别到了没营养时再吃。畜肉类也要现吃现买，不要反复冷冻。

速冻缓化有利于保存营养价值

即使保鲜冷冻，也应"速冻缓化"，即快速冷冻缓慢化冻，用热水冲泡冻肉是不对的。

⚪ 要注意这些食物加工误区

•煲汤时间长•

一些准妈妈认为汤煲的时间越长，营养越好。实际上，这是不科学的。维生素C、B族维生素、氨基酸及脂肪酸等营养素都"怕热"，煲汤时间过长会将这些营养成分破坏掉。

•淘米遍数多•

淘米次数不宜过多，一般用清水淘洗两遍即可。不要使劲揉搓，以免B族维生素大量流失。建议先将米浸泡1小时，然后再煮为好，这样做不但时间可节省40%，米中的B族维生素损失也较少。

•将水果榨汁•

当水果压榨成果汁后，果肉和膜被去除了。在这个过程中，维生素C也大大减少了。准妈妈若实在喜欢将水果榨汁饮用的话，建议保留果肉。市场销售的各种水果饮料更要少喝。

《黄帝内经》中的营养经

《黄帝内经》中提出："五谷为养，五果为助，五畜为益，五菜为充，气味合而服之，以补精益气。"

五谷：稻、黍、稷、麦、豆。

五果：桃、李、杏、栗、枣。

五畜：牛、羊、猪、犬、鸡。

五菜：葵、藿、薤、葱、韭。

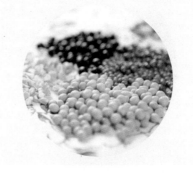

➞ 准妈妈宜吃坚果

·花生：花生富含各种维生素、糖类、卵磷脂，以及人体必需的蛋白质、氨基酸、胆碱等，可提供给人体易于吸收利用的优质蛋白质，并可治疗贫血等。准妈妈可多吃些花生。

·芝麻：芝麻含有丰富的钙、磷、铁等物质，尤其是优质蛋白质和近10种重要的氨基酸，对孕期保健有很好的作用，孕期可以适当食用些。

·核桃仁：核桃仁含有对大脑神经细胞有益的营养素，如铁和维生素A、维生素B_1、维生素B_2等。准妈妈应多吃些核桃仁，有益于胎儿的脑发育。

当然，其他的食物准妈妈也要均衡摄入，以保证摄入充足的营养。必要时可请医生帮助诊断，看看哪些微量元素的指标值较低，要有目的地调整饮食，积极补充体内含量偏低的营养素。

第五节 认识食物属性，补充营养事半功倍

寒凉食物适用于热性体质，其作用是疏风散热、清热解毒、平肝潜阳等；温热食物适用于寒性体质，其作用是温中散寒、助阳益火、活血通络等；性平的食物介于寒凉和温热之间，一般体质均可食用。

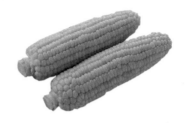

谷 类

食物属性	食物种类
性 平	大米、玉米、红薯、芝麻、黄豆、豌豆、扁豆、蚕豆、赤小豆、黑大豆
性 温	糯米、西米、高粱、燕麦、刀豆
性 凉	小米、小麦、荞麦、薏米、绿豆

肉蛋奶类

食物属性	食物种类
性 平	猪肉、鸡蛋、鹅肉、驴肉、鸽肉、鹌鹑、牛奶、酸奶、甲鱼、干贝、鳗鱼、鲫鱼、青鱼、黄鱼、鲈鱼、银鱼、鲥鱼、鲤鱼、鲳鱼、鲑鱼
性 温	牛肉、狗肉、羊肉、鸡肉、鹿肉、蚕蛹、羊奶、海参、虾、鲢鱼、带鱼、鳊鱼、鲶鱼、刀鱼、鳟鱼、黄鳝
性 凉	鸭肉、兔肉、蛙肉、鲍鱼
性 寒	鸭蛋、螃蟹、蛤蜊、牡蛎肉、蜗牛、田螺、蚌肉、蚬肉

注意事项

1. 性平的食物一年四季都可以食用。
2. 性温的食物除夏季适当少食用外，其他季节都可食用。
3. 性凉的食物夏季可经常食用，其他季节如要食用须配合性温的食物一起吃。
4. 性寒的食物尽量少吃。

🍎 水果类

食物属性	食物种类
性 平	苹果、李子、沙果、菠萝、葡萄、橄榄、椰子、山楂
性 温	桃、杏、大枣、荔枝、桂圆、柠檬、金橘、杨梅、石榴、木瓜、樱桃
性 凉	梨、芦柑、橙子、草莓、杧果、枇杷、百合
性 寒	柿饼、柚子、香蕉、桑葚、阳桃、无花果、猕猴桃、甘蔗、西瓜、香瓜、荸荠

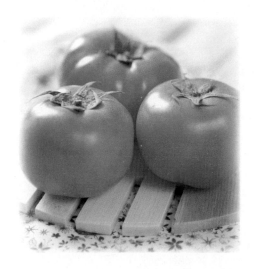

还有哪些食物偏寒凉

性凉：绿茶、蜂蜜、蜂王浆、菊花、薄荷、胖大海、白芍、沙参、西洋参、决明子。

性寒：酱油、盐、金银花、苦瓜茶、苦丁茶。

蔬菜、菌类

食物属性	食物种类
性 平	山药、胡萝卜、卷心菜、茼蒿、青菜、豇豆、土豆、芋头、黑木耳、香菇、平菇、猴头菇、西葫芦
性 温	葱、大蒜、韭菜、香菜、雪里蕻、洋葱、香椿芽、南瓜
性 热	辣椒
性 凉	番茄（微凉）、芹菜、茄子、油菜、茭白、苋菜、马兰头、菠菜、黄花菜、莴笋、菜花、藕、冬瓜、丝瓜、黄瓜、金针菇
性 寒	慈姑（微寒）、马齿苋、空心菜、莼菜、竹笋（微寒）、菜瓜、草菇、苦瓜、菱角

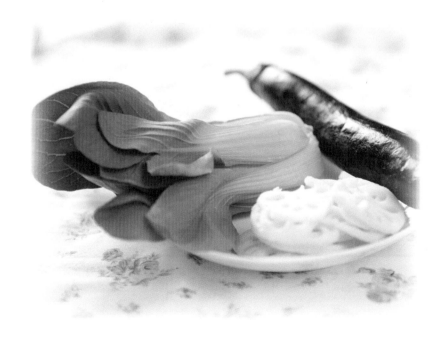

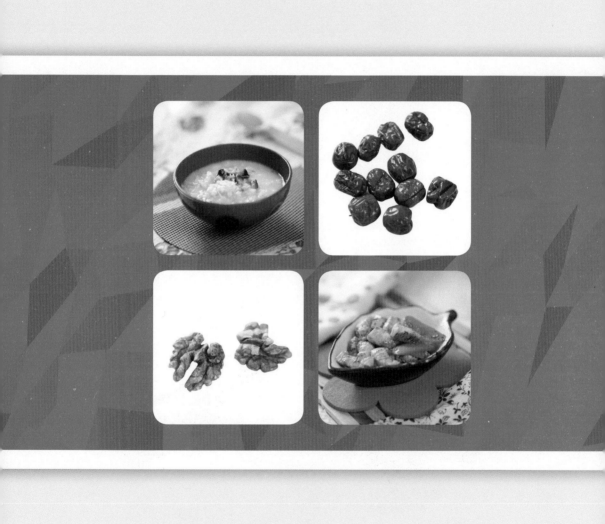

第二章

最受准妈妈
欢迎的明星食物

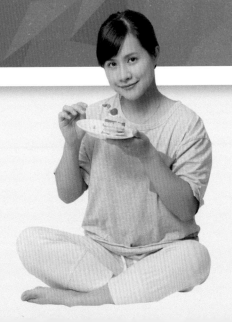

第一节 核桃仁

核桃仁含有卵磷脂和锌，有利于胎儿大脑的发育，还含有大量维生素E，可以促进胎儿头发的生长。核桃仁也有润肠通便、补肺定喘的作用。

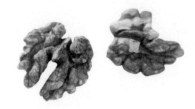

核桃仁的功效

• 补益大脑 •

核桃仁含有较多的蛋白质及不饱和脂肪酸，这些成分都是大脑神经细胞代谢的重要物质，具有补脑、健脑的作用。

• 润肌肤，乌须发 •

核桃仁含有丰富的维生素E，可滋润肌肤，并令头发乌黑亮泽。

• 润肠通便，补肺定喘 •

核桃仁含有脂肪、蛋白质、糖类、维生素B_2、磷、铁等营养成分，具有润肠通便、补肺定喘的作用。

• 缓解疲劳 •

在感觉疲劳时，吃些核桃仁，有助于缓解疲劳和压力。

• 净化血液 •

核桃仁可减少肠道对胆固醇的吸收，并可排出血管内的污垢杂质，为人体提供更好的新鲜血液。

最佳食用方法

核桃仁是食疗的佳品，生吃、水煮、烧菜都有良好的功效。将核桃仁和红枣、大米熬成粥食用，或将核桃仁和黑芝麻研碎后混合食用，都有很好的补脑效果。

核桃仁表面的褐色薄皮不要剥掉，否则会损失掉一部分营养。

准妈妈每天食用四五个核桃仁就可以了，不宜一次吃得太多，否则会影响肠胃消化功能。

第二节 鸡 蛋

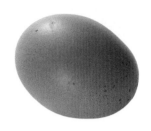

鸡蛋具有健脑益智的功效，对身体发育很有好处，也可增强准妈妈的记忆力。鸡蛋还有增强机体代谢功能和免疫功能的效用，其中富含的硒、锌等微量元素还具有防癌的效用。

🔍 鸡蛋的功效

●保护肝脏●

鸡蛋中的蛋白质对肝脏组织损伤有修复作用，卵磷脂可促进肝细胞的再生，并能增强机体的代谢功能和免疫功能。

●健脑益智●

蛋黄中的卵磷脂、三酰甘油、胆固醇和卵黄素具有健脑益智的功效，并且对身体发育也很有好处。

●预防癌症●

鸡蛋含有较多的维生素B_2，能分解和氧化人体内的致癌物质。鸡蛋中的硒、锌等微量元素也具有防癌的作用。

小贴士

吃完鸡蛋不要立即饮茶，否则容易造成便秘，危害身体健康。

鸡蛋不宜和豆浆一起食用，因为这样会造成营养成分的损失，降低营养价值。

高热时，不宜食用鸡蛋，否则容易引起消化不良。

患有肾脏疾病的人应慎食鸡蛋。对蛋白质过敏者应避免食用鸡蛋。

●延缓衰老●

鸡蛋含有人体所需要的几乎所有的营养物质，有助于延缓衰老。

🔍 最佳食用方法

鸡蛋的烹调方法有很多，其中最佳的食用方法是蒸着吃或煮着吃。吃鸡蛋时，最好与馒头、面包等面食一起食用，这样可使鸡蛋中的蛋白质最大限度地被人体吸收。

第三节 豆 浆

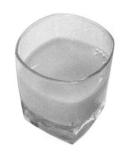

豆浆是促进胎儿骨骼生长的"植物奶"，可促进胎儿骨骼和牙齿的形成。常喝豆浆可降低胆固醇，防治妊娠高血压及冠心病，起到强身健体、增强免疫功能的效用。豆浆可以防止动脉硬化、延缓衰老，还能调节女性内分泌功能，起到排毒养颜、润肤美白的功效。

豆浆的功效

•强身健体•

豆浆含大量的纤维素，可有效阻止糖的过量吸收，起到预防糖尿病的作用。豆浆含有的豆固醇和钾、镁，可控制体内钠的入量，降低胆固醇，防治妊娠高血压及冠心病。准妈妈常喝豆浆，可强身健体，增强免疫功能。

•防止动脉硬化•

豆浆的蛋白质含量很高，且利用率高。各种无机盐和氨基酸的含量丰富，具有防止动脉硬化、延缓衰老的功效。

•排毒养颜•

豆浆含有的大豆纤维有助于维护肠道健康，排出体内毒素。豆浆中的大豆异黄酮能调节女性内分泌系统的功能，起到润肤美白的功效。

最佳食用方法

未煮熟的豆浆不能饮用，沸后5分钟起锅最宜，这样才能使生豆浆中的有害物质被破坏掉。煮豆浆的时候要敞开锅盖。

自制豆浆应尽量在2小时内喝完。

豆浆不宜空腹饮用，否则会降低营养成分的吸收率。在喝豆浆的时候吃些面包、馒头等淀粉类食物，有助于营养的充分吸收。豆浆也不宜过多饮用。

小贴士

豆浆不宜与抗生素药物一起食用。

不宜用保温瓶贮存豆浆。

胃寒、脾虚、腹胀、腹泻及肾功能不好的人不宜饮用豆浆。

第四节 苹　果

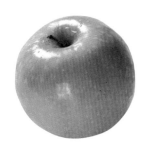

苹果是缓解妊娠反应的"健康果"，可防止孕吐的频繁发生，还可防治孕期便秘。食用苹果对孕期水肿和高血压有一定的防治功效，还能帮助准妈妈预防和减轻妊娠斑和妊娠纹，可使皮肤细腻、红润而有光泽。

💡 苹果的功效

• 保护心脏，改善肺部功能 •

常吃苹果可起到保护心脏的作用。苹果还可改善呼吸系统和肺功能，保护肺部免受污染和烟尘的影响。

• 润肠通便 •

苹果富含膳食纤维和有机酸，可促进肠胃蠕动，防治孕期便秘。

• 稳定血压和血糖 •

苹果中的胶质和微量元素铬能保持血糖稳定，并有效降低胆固醇。食用苹果还对孕期水肿和高血压有一定的防治功效。

• 缓解孕吐 •

苹果可增进食欲，帮助消化，还能防止孕吐的频繁发生。

• 美容养颜 •

苹果中富含镁，可使皮肤细腻、红润而有光泽。

💡 最佳食用方法

苹果在切开后或削皮后要尽快食用，否则暴露在外的果肉会发生氧化反应而变成褐色，不仅影响口感，营养成分也会有所流失。

吃苹果时应细嚼慢咽，这样有利于消化吸收，而且也能更好地起到清洁口腔、保护牙齿的作用。

准妈妈每天吃1~2个苹果就足够了，可直接食用，也可榨汁饮用。由于食用苹果核容易上火，因此在榨汁时要把苹果核去除干净。

第五节 香 蕉

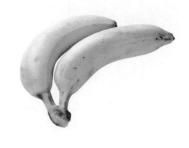

常吃香蕉有利于促进胎儿的发育，降低出现畸形儿的概率，也有利于消除水肿，稳定孕期血压。香蕉可以缓解眼睛的不适症状，还能使心情变得愉悦，同时还有利于减肥，对防止准妈妈体重增长过快相当有效。

💡 香蕉的功效

• 润肠通便，利于减肥 •

香蕉富含膳食纤维，有清热解毒、润肠通便的功效，同时还有利于减肥，对防止准妈妈体重增长过快相当有效。

• 消除水肿，稳定血压 •

香蕉含有丰富的钾元素。食用香蕉有利于消除水肿，并稳定孕期血压。

• 放松心情 •

香蕉含有一种可帮助大脑产生5-羟色胺的物质，能使心情变得愉悦。

• 缓解眼睛不适 •

香蕉中的钾可帮助人体排出多余的盐分，缓解眼睛的不适症状。

• 促进胎儿正常发育 •

准妈妈常吃香蕉可以提高自身免疫功能，并有利于胎儿的发育，降低出现畸形儿的概率。

💡 最佳食用方法

香蕉不宜空腹食用，应在饭后或不饿时食用。因为香蕉中含有较多的镁元素，空腹食用会使人体中的镁骤然升高，对心血管系统的功能产生抑制作用，不利于身体健康。

睡前吃香蕉能起到镇静安神的作用，可帮助准妈妈更好地入睡。准妈妈每天以吃1~2根香蕉为宜，不宜过量食用。

第六节 红 枣

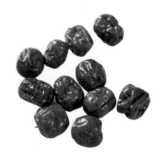

红枣有健脾胃的作用，可减轻孕期呕吐，起到一定的解郁、安神的作用。红枣富含维生素C，可增强准妈妈的免疫功能，还可降低血清胆固醇，增加人血白蛋白含量，保护肝脏。

红枣的功效

•补益气血，美容养颜•

红枣富含钙和铁，可有效防治骨质疏松和贫血。怀孕和产后易发生贫血，红枣是很好的补血佳品。同时，红枣还是美容养颜的圣品。

•保护肝脏•

红枣可促进白细胞的生成，降低血清胆固醇，增加人血白蛋白含量，保护肝脏。

•防治呕吐，缓解焦虑•

红枣有健脾胃的作用，可减轻孕期呕吐。对于准妈妈所出现的烦躁情绪，红枣也能起到一定的解郁、安神的作用。

•增强免疫功能•

红枣中富含的维生素和无机盐对健康非常有益，尤其是维生素C，可增强准妈妈的免疫功能。

最佳食用方法

枣皮中含有丰富的营养，炖汤或煮粥时应连皮一起烹调。

生吃时，枣皮容易滞留在肠道中不易排出，故而吃枣时应细细咀嚼。

每天吃5颗红枣即可，过多食用会引起胃酸过多和腹胀。

小贴士

红枣含糖高，患有妊娠糖尿病的准妈妈最好少吃。腐烂的红枣在微生物的作用下会产生果酸和甲醛，若食用烂枣会引起中毒，严重者可危及生命，因此在食用红枣时需特别注意。

第七节 番茄

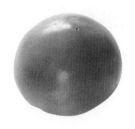

番茄所含的果酸及纤维素，有润肠通便的功效，可防治便秘。番茄还可以预防和减轻妊娠斑和妊娠纹，并让准妈妈的皮肤变得细腻光滑。食用番茄还有利于改善牙龈出血和皮下出血。

💡 番茄的功效

• 促进消化，防治便秘 •

番茄所含的苹果酸、柠檬酸等有机酸，有助于胃液对脂肪及蛋白质的消化，还具有调整胃肠功能的作用。番茄所含的果酸及纤维素，有润肠通便的功效，可防治便秘。

• 预防妊娠期高血压疾病 •

番茄特有的番茄红素有利尿和抑制细菌生长的作用，并可帮助准妈妈预防妊娠期高血压疾病。

• 美容养颜 •

番茄含有胡萝卜素、维生素A及维生素C，可消退色斑，预防和减轻妊娠斑和妊娠纹，并让准妈妈的皮肤变得细腻光滑。食用番茄还有利于改善牙龈出血和皮下出血。

💡 最佳食用方法

生吃番茄能补充维生素C，而熟吃番茄比生吃番茄能获得更多的番茄红素。这是因为番茄红素遇油加热后更容易被人体吸收，但加热时间不宜过长，否则番茄红素容易分解，失去保健作用。通常加热时间最好不超过30分钟。

不宜空腹食用番茄，因为这样容易使胃酸增多，从而产生腹痛、胃胀等不适症状。每次食用番茄100～250克为宜。

小贴士

未成熟的番茄不宜食用，因为青色的番茄含有大量有毒的番茄碱。

患有急性肠炎、痢疾及脾胃虚寒的准妈妈不宜食用番茄。

第八节 鸡 肉

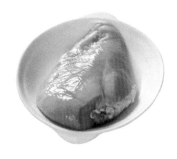

鸡肉具有滋阴补血、增强体力的效用。鸡肉中含有大量的磷脂和维生素A，能促进胎儿的发育，并增强准妈妈的免疫功能。准妈妈常喝鸡汤可预防感冒，对清除呼吸道病毒有较好的效果。准妈妈常吃鸡胸肉有助于预防妊娠期高血压疾病。

鸡肉的功效

•增强体力•

鸡肉的蛋白质含量较高，所含氨基酸种类多，且易于被人体吸收利用，具有增强体力、强壮身体的功效。

•预防感冒•

鸡肉中含有大量的磷脂和维生素A，能促进胎儿的发育，并增强准妈妈的免疫功能。准妈妈常喝鸡汤，可预防感冒，对清除呼吸道病毒有较好的效果。

•预防妊娠高血压•

鸡肉具有温中益气、健脾胃、活血脉等功效。鸡肉中所含的脂肪多为不饱和脂肪酸，对人体十分有益。而鸡胸肉是鸡肉中热量和脂肪含量最低的部位，准妈妈常吃有助于预防妊娠期高血压疾病。

小贴士

鸡屁股处淋巴最为集中，也是储存细菌、病毒和致癌物的地方，故而应丢弃。

鸡肉不宜和芹菜同食。

患有哮喘、过敏性皮炎、神经性水肿的人不宜食用鸡肉。

由于鸡汤中含有大量的嘌呤，所以痛风患者不宜喝鸡汤。

最佳食用方法

鸡肉不但适合炖汤、热炒，还可凉拌。在食用鸡汤时，应该既喝汤也吃肉，这样才更营养。另外，高温油炸的鸡肉热量极高，准妈妈应尽量少吃，以免对身体健康造成不良影响。

第九节 牛肉

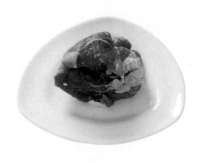

牛肉是强身健骨的"肉中骄子",能预防贫血,有补血的效用。牛肉还有滋养脾胃的功效,是冬季的补益佳品。准妈妈常吃牛肉能提高抗病能力,增强机体的免疫功能,还能起到预防佝偻病和骨质疏松的作用。

牛肉的功效

•增长肌肉,补血益气•

牛肉富含氨基酸,且含有丰富的锌、铁、维生素、肉毒碱(卡尼汀)等物质,对增长肌肉、强筋健骨有很好的作用,还能预防贫血,有补血的功效。

•预防骨质疏松•

牛肉中的维生素D和钙,能强化骨骼和牙齿,起到预防佝偻病和骨质疏松的作用。

•滋养脾胃•

牛肉有滋养脾胃的功效。牛肉在寒冬食用可暖胃,是该季节的补益佳品。

•增强免疫功能•

牛肉中所含的蛋白质、氨基酸、维生素B_6和锌等物质,能提高准妈妈的抗病能力,增强机体的免疫功能。

最佳食用方法

牛肉应横切,而不能顺着纤维组织切,否则不但不易入味,还嚼不烂。

烹制牛肉时,多采用炖、煮、焖、卤等长时间加热的方式,这样更有营养,味道也更鲜美。

在炖牛肉时,应加热水,这样能使牛肉表面的蛋白质迅速凝固,防止氨基酸的流失,并有助于保持味道的鲜美。

牛肉性温热,常吃容易上火。食用时,以每餐50～100克为宜,不宜过多食用。

小贴士

牛肉不宜和韭菜同食,否则会引起气血不顺。患皮肤病、肝病、肾病的人慎食牛肉。

第十节 玉 米

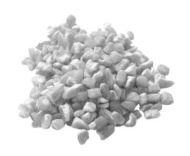

玉米中含有大量的膳食纤维，可以帮助准妈妈有效地防治便秘，还能防止胆结石的形成。常吃玉米可健脑，还可使牙齿得到锻炼，促进唾液分泌，坚固牙龈。玉米还有安胎的作用。

玉米的功效

• 防止便秘和胆结石 •

玉米中含有大量的膳食纤维，能刺激肠胃蠕动，帮助准妈妈有效防治便秘。同时，常吃玉米还能防止胆结石的形成，降低胆固醇的浓度。

• 延缓衰老 •

玉米胚尖所含的营养物质能增强机体新陈代谢功能，抑制、延缓皱纹的产生，使皮肤细嫩光滑。吃玉米还可使牙齿得到锻炼，促进唾液分泌，坚固牙龈。

• 保护眼睛，健脑益智 •

玉米中的叶黄素和玉米黄质是强抗氧化剂，具有保护眼睛的作用。常吃些玉米尤其是鲜玉米，还具有健脑作用。

• 保胎安胎 •

嫩玉米粒的胚芽富含维生素E，可起到安胎的作用。

小贴士

玉米发霉后会产生致癌物质，因此绝对不能食用。

玉米中的膳食纤维含量较高，如果咀嚼不足，容易导致消化不良。

最佳食用方法

熟玉米比生玉米吃起来更营养。虽然烹调使玉米损失了部分维生素，但却获得了更具营养的抗氧化剂。

吃玉米时应把玉米粒的胚尖全部吃掉，因为玉米的许多营养都集中于此。

在煮玉米粥时，可加少量食用碱，这样有利于保存维生素B_1和维生素B_2。食用量以每次100克为宜。

第十一节 红　薯

红薯经过蒸煮后，食物纤维增加，能有效刺激肠道蠕动，促进排便。红薯能增强机体免疫功能，可起到保护心脏的作用，有助于预防心血管疾病，还可预防结肠癌、乳腺癌、糖尿病等。

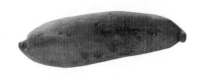

🔆 红薯的功效

•防治便秘•

红薯经过蒸煮后，食物纤维增加，能有效刺激肠道蠕动，促进排便。

•保护心脏•

红薯富含钾、胡萝卜素、叶酸、维生素C和维生素B$_6$，可起到保护心脏的作用，有助于预防心血管疾病。红薯含有的黏蛋白可保持血管壁的弹性，从而防止动脉硬化的发生。

•提高免疫功能•

红薯含有大量的黏蛋白，能增强机体免疫功能。红薯还含有丰富的无机盐，对于维持和调节人体功能，发挥着非常重要的作用。食用红薯，可预防结肠癌、乳腺癌、糖尿病等。

•延缓衰老•

食用红薯，可抑制黑色素的产生，保持肌肤的弹性，起到延缓衰老的作用。

> **小贴士**
>
> 长有黑斑的红薯和发芽的红薯可使人中毒，不能食用。不宜一次食用过多红薯，否则容易出现腹胀、泛酸、打嗝等不适症状。
>
> 红薯不宜和柿子同时食用。有糖尿病、胃溃疡、胃酸过多的人不宜食用红薯。

🔆 最佳食用方法

红薯要蒸熟煮透再吃，因为红薯中的淀粉颗粒如不经高温破坏，则难以消化。

待水煮开时，立即放入红薯，煮成半熟后，转为小火，约10分钟后，再转为大火，这样煮出来的红薯会特别香甜。

红薯最宜在午餐时段食用。红薯和米面搭配食用，能起到营养互补的作用，更有益健康。

第十二节 牛 奶

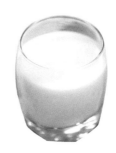

牛奶中的钙容易被人体吸收，对准妈妈补充营养非常有益。牛奶中的乳糖具有调节胃酸、促进肠胃蠕动及促进消化液分泌的功效。牛奶也能淡化多种色素沉着引起的斑痕，还有镇静安神的功效。

牛奶的功效

•补充钙质•

牛奶中的钙容易被吸收，并且其所含的磷、钾、镁等多种无机盐搭配也非常合理，对准妈妈补充营养非常有益。

•生津润肠•

牛奶中的糖类95%以上是乳糖，具有调节胃酸、促进肠胃蠕动及促进消化液分泌的功效。

•美容养颜•

牛奶中的维生素A和维生素B_2，可使皮肤白皙光滑。牛奶中的乳清蛋白对黑色素有消除作用，能淡化多种色素沉着引起的斑痕。

•镇静安神•

牛奶中含有一种可抑制神经兴奋的成分，故具有镇静安神的功效。

最佳食用方法

牛奶不宜空腹饮用，最好在喝奶前先吃点东西或边吃食物边饮用，以延长牛奶在消化道中的停留时间，使其营养得到充分吸收。晚上睡前喝牛奶有助于睡眠。

小贴士

牛奶不宜煮沸饮用，因为当温度达到100℃左右时，牛奶中的乳糖会出现焦化现象，而焦糖可诱发癌症。同时，牛奶中的维生素损失会较多。

在服药前后1小时内不宜饮用牛奶。牛奶不宜存放于保温杯内，因为装在保温杯内的牛奶在较长时间内温度不会明显下降，会使细菌大量生长繁殖。

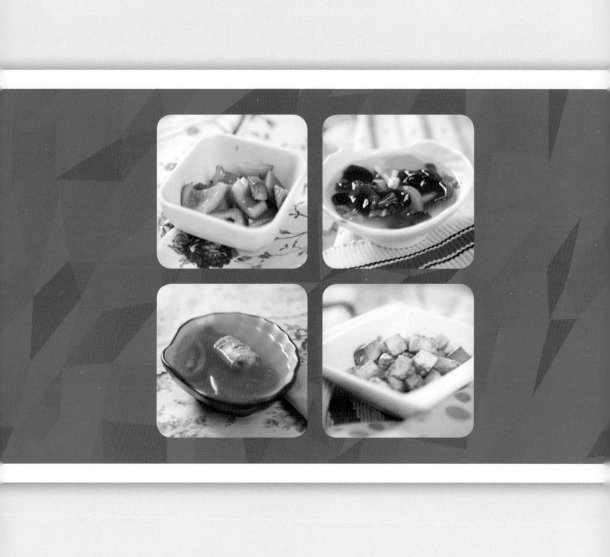

第三章

孕期各月

营养补充方案

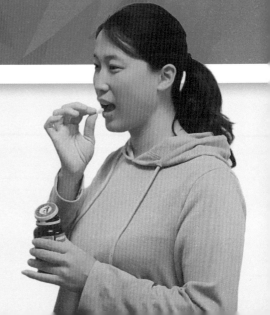

第一节 孕1月：小精灵初现宫中

这个月，受精卵在子宫内着床，小生命入主宫中，开始了漫长的人生之旅。准妈妈所需营养素与孕前比没有太多改变，倘若之前的饮食很规律，此时只需保持就可以了。孕后应在两餐之间各安排一次加餐。

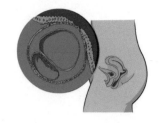

受精卵快速发育

胎重 0~1.0微克		胎长 0~0.02毫米
器　官	血液循环系统开始发育，脑、脊髓神经系统器官原型也已出现；心脏的发育较显著，孕3周周末起开始搏动；胎盘、脐带也开始发育	
面部五官	眼睛、鼻子、耳朵尚未形成，嘴和下巴已见雏形	
四　肢	四肢开始发育，身体分两大部分，非常大的部分为头部，有长长的尾巴，像小海马的形状。手脚因为太小，肉眼还看不清楚	

准妈妈的身体变化

项　目	表　现
体　重	和孕前差不多，没有特别的变化
子　宫	子宫壁变得柔软、增厚；形态无明显变化，大小同鸡蛋那么大
乳　房	乳房稍变硬，乳头颜色变深并且变得很敏感或有疼痛感。因个体差异，有的准妈妈无此变化
体　温	基础体温稍高
妊娠反应	由于体内激素分泌失衡，比较敏感的准妈妈出现了恶心、呕吐症状。少部分出现类似感冒的症状，如身体疲乏无力、发热、畏寒等
注意事项	重视胚胎质量，谨慎服药，必要时须咨询医生

💡 本月需要重点补充的营养

• 每天摄入60～80克优质蛋白质 •

对于怀孕1个月的准妈妈来说，蛋白质的供给不仅要充足，还要优质，每天从饮食中应摄取蛋白质60～80克，其中应包含来自多种食物，如肉、蛋、奶、豆制品等的优质蛋白质40～60克，以保证受精卵的正常发育。

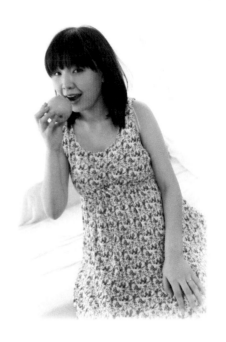

• 每天摄入150克糖类和适量脂肪 •

受孕前后，如果糖类供给不足，准妈妈会一直处于饥饿状态，可能会导致胚胎大脑发育异常，影响胎儿的智商。因此，怀孕1个月应保证每天摄入150克以上的糖类。母体和胎儿需要的必需脂肪酸来自食物中的脂肪，特别在植物油中含量较高。糖类主要来源于蔗糖、面粉、大米、红薯、土豆、山药等食物。

• 补充叶酸等维生素 •

维生素对保证早期胚胎器官的形成发育有重要作用。叶酸是与胎儿脑发育有关的重要维生素，补充一定量的叶酸可以防止胎儿神经管畸形、唇腭裂等。

维生素C可以帮助准妈妈吸收钙和铁。B族维生素有营养神经的作用。如果缺乏叶酸和维生素B_{12}，有可能造成巨幼细胞贫血。准妈妈可以根据需求选购孕妇维生素。

补充叶酸的同时，还要增加多种微量元素的摄取。可以适当吃一些香蕉、动物内脏，还有瓜子、松子等坚果类食品。

叶酸不能与什么药同服

叶酸的吸收很容易受到一些药物的影响，如一般的制酸剂胃药、阿司匹林、酒精都会影响叶酸的吸收。尤其是酒精，计划怀孕及怀孕中的女性最好远离酒类。

• 科学饮水 •

怀孕后体内的液体将大量增加，因此准妈妈要保证每天喝足够的水，每天要喝2000毫升（大约8杯）的水。

◯ 怀孕1个月吃什么、怎么吃

• 主食 •

米、面不要过分精白，尽量食用中等加工程度的米、面。主食不要太单一，应米面、杂粮、干豆类掺杂食用，粗细搭配，有利于获得全面营养。

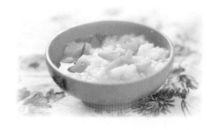

• 蔬菜 •

应多选用绿叶蔬菜或其他有色蔬菜。准妈妈膳食中蔬菜的2/3应为绿叶蔬菜。鲜豆类如豇豆、毛豆、四季豆等蛋白质含量丰富，并且其中所含铁的吸收率较好，也可选用。对竹笋一类无色、价高，且含草酸高的蔬菜应尽量少食或不食。

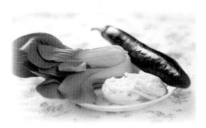

• 水果 •

选择应季水果，价格实惠，营养又能保证。柑橘、枣及含维生素C丰富的水果，可以优先选择。

• 动物性食品 •

尽量选择蛋白质含量高、脂肪含量低的食品。禽肉脂肪含量低，肉质细腻，蛋白质含量丰富，适合准妈妈食用。鱼类肉质细嫩，含蛋白质丰富，脂肪以不饱和脂肪酸为主，尤其是深海鱼类脂肪中有丰富的DHA（二十二碳六烯酸），对胎儿脑和神经发育有益，准妈妈应多食鱼类。

每天一个鸡蛋

鸡蛋中必需氨基酸含量和组成较其他动物性食品更为理想，蛋白质的生物价值甚高，是已知天然食物中最优质的蛋白质。

• 蛋、奶 •

鸡蛋中含有丰富的钙、铁、维生素B_1和维生素B_2，故为准妈妈比较理想的食物；奶类蛋白质的主要成分酪蛋白为含磷复合蛋白质，含有大量的必需氨基酸，也是一种完全蛋白质；奶中脂肪颗粒细小，易于消化吸收；奶含钙丰富，易吸收，是膳食中钙的良好食物来源，为准妈妈供钙更为适宜。

💡 怀孕1个月不宜吃的食物

•甲鱼•

虽然它具有滋阴益肾的功效，但是甲鱼味咸性寒，有着较强的通血络、散瘀块作用，因而有一定的堕胎之弊，尤其是鳖甲的堕胎之力比鳖肉更强。

•薏米•

薏米是一种药食两用之物，中医认为其质滑利。药理实验证明，薏米对子宫平滑肌有兴奋作用，可促使子宫收缩，因而有诱发流产的可能。

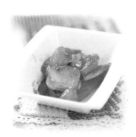

•螃蟹•

虽然它味道鲜美，但其性寒凉，有活血祛瘀之功效，故对准妈妈不利，尤其是蟹爪，有明显的堕胎作用。

•腌制食品•

腌制食品虽然美味，但里面含有亚硝酸盐、苯并芘等成分，对身体很不利。

→ 哪些食物可以提高受孕概率

· 富含锌的食物：各种植物性食物中含锌量比较高的有豆类、花生、小米、萝卜、大白菜等；各种动物性食物中，以牡蛎含锌最为丰富；牛肉、鸡肝、蛋类、羊排、猪肉等含锌也较多。

· 动物内脏：这类食品中含有较多的胆固醇，其中，约10%是肾上腺皮质激素和性激素，适当食用这类食物，对增强性功能有一定作用。

· 富含蛋白质、维生素的食品：如瘦肉、鸡蛋、新鲜蔬菜、水果等。

· 富含精氨酸的食物：据研究证实，精氨酸是精子形成的必需成分，并且能够增强精子活力，对维持男子生殖系统正常功能有重要作用。可多吃鳝鱼、海参、墨鱼、章鱼、木松鱼、芝麻、花生仁、核桃仁等食物。

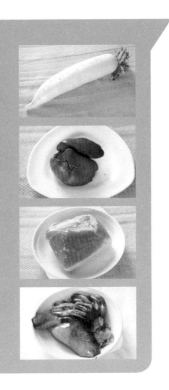

💡 准妈妈每日热量需求

妊娠期	准妈妈每日热量需求
孕早期	需要摄取9414千焦（2250千卡）
孕中晚期	需要摄取10 460千焦（2500千卡）

> 1千卡≈4.184千焦
> 糖类产生热量约4千卡/克
> 蛋白质产生热量约4千卡/克
> 脂肪产生热量约9千卡/克
> 例如：1碗米饭100克（2两）
> 它的热量约为100×4=400千卡

●怎样测算食物的热量●

事实上，要将食物热量精确计算出来是很难的，大多数时候我们采用近似值的方法，以376.6千焦（90千卡）为一个计算单位举例。

主食：1/4碗（普通大小）米饭、1/2碗稀饭或1/2碗面条≈376.6千焦（90千卡），2个馒头≈1046千焦（250千卡）。

蔬菜：600克的任何蔬菜≈418.4千焦（100千卡）。

水果：300克西瓜、2个橘子≈418.4千焦（100千卡）。

肉类：37克瘦肉、20克肥肉≈418.4千焦（100千卡）。

鸡蛋：1枚煮鸡蛋≈335千焦（80千卡），1个煎荷包蛋≈502千焦（120千卡）。

●常见食物热量表●

食品名称	千卡/100克	食品名称	千卡/100克	食品名称	千卡/100克
粳　米	348	猪肉（肥）	816	山　药	67
小　米	358	猪肉（瘦）	592	西蓝花	40
薏　米	357	猪　蹄	443	莲　藕	70
面　条	109	猪　肝	130	豆　角	31
馒　头	208	牛肉（瘦）	106	番　茄	20
玉　米	336	酱牛肉	246	韭　菜	29
豆腐皮	409	羊肉（肥瘦）	220	黄　瓜	16
燕　麦	350	鸭　肉	353	冬　瓜	14
黑　豆	381	鸡　肉	526	葡　萄	58
豆　腐	98	苹　果	69	樱　桃	58

◎ 准妈妈一日餐单建议

用餐时间	食物种类
早 餐	干稀搭配。牛奶、粥、汤，配点心、面包、三明治等，鸡蛋、蔬菜等也要吃
加 餐	如果早餐喝牛奶会肠胃不舒服，可以这个时候喝，最好喝前先吃两片饼干，促进营养吸收
午 餐	要吃好，不要选择外面的快餐。如果不得已要吃，也要记得帮自己点一份青菜，过于油腻的菜泡过白开水后再吃
加 餐	准妈妈可以带一些坚果、豆制品、水果和饼干在身边，以备下午肚子饿时加餐
晚 餐	确保营养，可以适量少吃一些主食，以降低摄入的热量。肉和蔬菜都要吃

◎ 一周饮食搭配示例

	早 餐	午 餐	晚 餐
周 一	牛奶、面包、火腿肉	米饭、肉片鲜蘑、松仁玉米	米饭、排骨萝卜、白菜粉丝
周 二	二米粥、煮鸡蛋、炝拌三丝、苹果	米饭、清炖牛肉番茄、苦瓜煎蛋	烙酸奶饼、玉米面粥、桃仁芹菜
周 三	豆腐脑、桃酥、什锦菜	米饭、馒头、香菇扒油菜	馒头、八宝粥、冬笋木耳
周 四	胡萝卜粥、花卷、咸鸭蛋、小黄瓜	米饭、八宝粥、醋烹豆芽、焖扁豆	蒸红薯、绿豆粥、烧栗子冬瓜
周 五	金银卷、牛奶、炝青笋	米饭、红烧排骨、双耳南瓜汤	八宝粥、醋烹豆芽、焖扁豆
周 六	豆浆、馒头、豆芽拌海带丝	米饭、红烧鸡块、紫菜蛋花汤	二米粥、烙饼、西芹百合、蒜蓉西蓝花
周 日	豆沙包、二米粥、蒜蓉茄泥	芸豆米饭、番茄圆白菜、炒油麦菜	米饭、芝麻火烧、鱼香肉丝

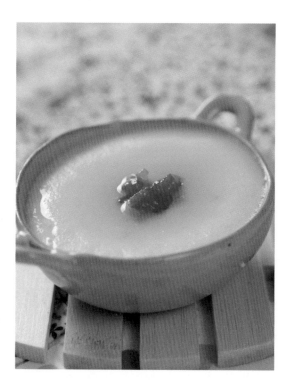

鸡蛋番茄羹

材料准备

鸡蛋1枚，番茄1个，白糖、植物油各少许，水适量。

做法

1. 鸡蛋打散，备用。
2. 番茄煮一下，剥去皮，切成小块。
3. 锅置火上，加少许植物油烧热，锅里放入番茄炒至七八分熟，再加水、白糖煮10分钟。
4. 倒入蛋液快速搅拌一下即可出锅。

> 番茄富含维生素，鸡蛋含有优质蛋白，两者搭配营养丰富，具有生津止渴、帮助消化的功效。

甜椒炒牛肉

材料准备

牛肉200克，甜椒150克，蒜苗、酱油、甜面酱、姜、盐、鸡精、料酒、淀粉、水淀粉、植物油各适量。

做法

1. 牛肉洗净，切成小块，放入盐、料酒、淀粉搅拌均匀。把甜椒、姜切成小块。蒜苗切成段。
2. 锅内放少许油，把甜椒倒入炒至半熟，盛出。再倒入少许油，把牛肉倒入滑散，炒透。
3. 锅中加入甜面酱、甜椒、姜炒出香味，再加入酱油、盐、鸡精，用水淀粉勾芡，出锅即可。

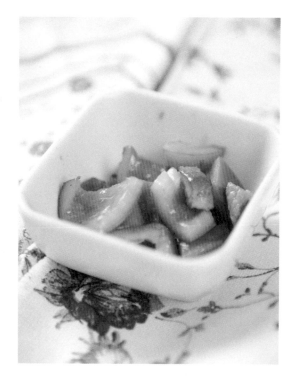

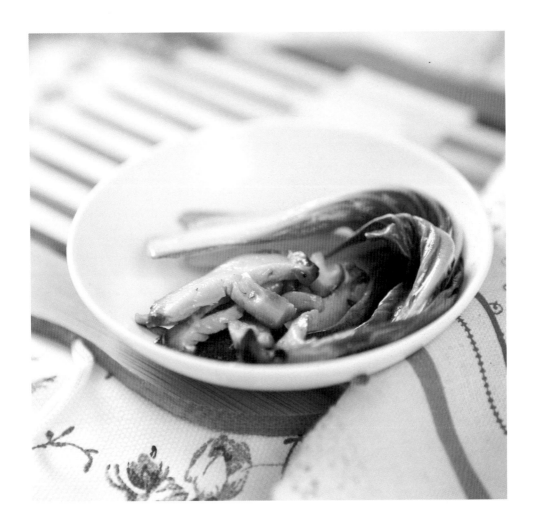

香菇油菜

材料准备

油菜心200克，香菇100克，鸡汤50克，盐3克，味精1.5克，白糖2克，水淀粉10克，植物油、料酒各适量。

做法

1. 油菜心洗净，在根部剞上十字花刀。

2. 锅内加油烧至六成热，放入油菜心炸至呈脆绿色时，倒入漏勺中滤油。

3. 锅内留底油，加入鸡汤、盐、味精、白糖、油菜心煸炒入味，出锅将菜心整齐地摆入盘内。

4. 锅内另加油，放入鸡汤、香菇、料酒、盐、白糖、味精烧透，用水淀粉勾芡，淋入植物油，出锅浇入盛油菜的盘中即可。

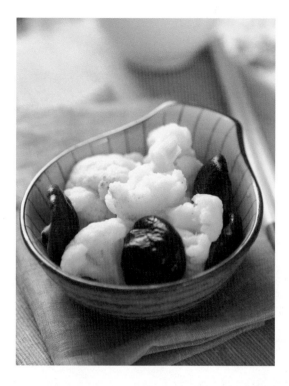

香菇炒菜花

材料准备

菜花250克，香菇15克，花生油15克，鸡油10克，盐3克，鸡精2克，葱花2克，姜片2克，水淀粉10克，鸡汤200毫升。

做法

1. 菜花择洗干净，切成小块，放入沸水锅内焯一下，捞出。香菇用温水泡发，去蒂，洗净。

2. 炒锅上火，放花生油烧热，下葱花、姜片煸出香味，加鸡汤、盐、鸡精，烧开后捞出葱花、姜片不要，放入香菇、菜花，用小火稍煨入味后，用水淀粉勾芡，淋鸡油，盛入盘内即成。

红烧豆腐

材料准备

豆腐300克，葱、姜共20克，水淀粉、酱油、盐、植物油各适量。

做法

1. 豆腐切成小块，放入油锅内炸至呈金黄色。葱切段，姜切丝。

2. 锅内倒油烧热，放入葱段、姜丝炝锅，再加入酱油、盐，把豆腐倒入锅内炖20分钟，用水淀粉勾芡，出锅盛盘即可。

> 豆腐含有丰富的植物蛋白、维生素和无机盐，容易被人体消化吸收，给胎儿提供所需的营养。

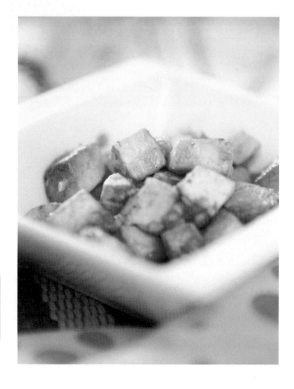

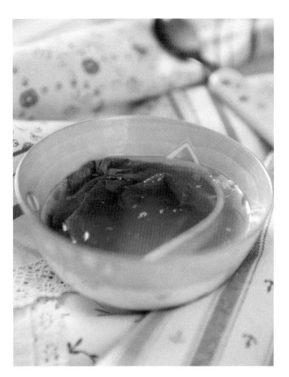

鸡肉鲜汤烧小白菜

材料准备

小白菜300克，鸡肉块200克，葱花、料酒、牛奶、水淀粉、鸡汤、盐、植物油各适量。

做法

1. 小白菜洗净，去根，切成10厘米长的段，用沸水焯透，捞出用凉水过凉，沥干。
2. 油锅烧热，下葱花，烹料酒，加入鸡汤和盐，放入鸡肉块和小白菜。
3. 用大火烧沸后，加入牛奶，用水淀粉勾芡，盛入碗内即可。

红烧黄鱼

材料准备

黄鱼肉200克，嫩笋50克，鸡蛋1枚，葱末、姜末、葱段各1小匙，植物油、香油、料酒、清汤、水淀粉各适量，盐、鸡精各少许。

做法

1. 黄鱼肉切成小片，嫩笋洗净，切丁；鸡蛋打散。
2. 锅中热油，爆香葱段和姜末，放入黄鱼片、料酒、清汤、嫩笋和盐，烧沸后撇去浮沫，再加入鸡精，用水淀粉勾芡，然后淋入蛋液，最后加入葱末和香油即可。

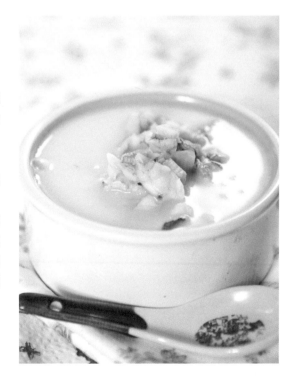

💡 延伸阅读：谨慎用药

　　孕期用药应格外注意药物的分类等级。有些常见药物在动物试验中未见对胎儿有损害，但是准妈妈应该慎用此类药物。还有更多的常见药物在动物试验中观察到对胎儿有损害或者是有临床资料说明药物对胎儿有损害，准妈妈应该充分了解此类药物名称，以防误服。

● 常用药物的分类等级 ●

等　级	抗感染药物
B类	青霉素类、头孢菌素类、红霉素、林可霉素、克林霉素、两性霉素、制霉菌素、克霉唑、乙胺丁醇等
B/C类	甲硝唑
C类	氯霉素、庆大霉素、妥布霉素、竹桃霉素、万古霉素、异烟肼、利福平、伯氨喹
B/D类	磺胺类药物
D类	链霉素、卡那霉素、四环素、土霉素、氯喹寄

等　级	解热镇痛药
B类	非那西丁、对乙酰氨基酚
B/C类	吲哚美辛、布洛芬、可待因、吗啡
C/D类	阿司匹林、水杨酸钠

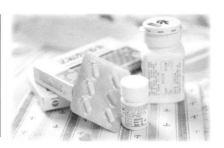

等　级	激素类
B类	胰岛素、降钙素、泼尼松
C类	倍他米松、地塞米松
D类	黄体酮、炔诺酮、雌二醇、雄激素、氯磺丙脲、甲苯磺丁胺、可的松
X类	己烯雌酚

等 级	抗组胺类
B类	赛庚啶、苯海拉明、美可洛嗪
C类	异丙嗪、布克利嗪

等 级	抗生素类
B类	青霉素类、头孢霉素类、红霉素、阿奇霉素、林可霉素
C/D类	庆大霉素、卡那霉素、链霉素、罗红霉素、麦迪霉素、交沙霉素、喹诺酮类（如诺氟沙星、氧氟沙星、环丙沙星）、磺胺、氯霉素、利福平、四环素

等 级	维生素类药物
A类	维生素E、维生素C
C类	维生素D、维生素K
X类	维生素A

A类：孕早期用药，经临床对照观察未见对胎儿有损害，其危险性相对低。如适量维生素。

B类：动物试验中未见对胎儿有危害，但尚缺乏临床对照观察资料，或动物实验中观察到对胎儿有损害，但临床对照观察未能证实。准妈妈慎用。

C类：动物试验中观察到对胎儿有损害，但尚缺乏临床对照观察资料，或动物实验和临床对照观察资料皆缺。

D类：已有一定临床资料说明药物对胎儿有损害，但临床非常需要，又无替代药物，此时可权衡其危害性和临床适应证的严重程度做出决定。

X类：对动物和人类都有明显的致畸作用，禁用于妊娠或准备妊娠的妇女。

• 服药期间意外怀孕怎么办 •

如果女性在服药期间意外怀孕，应立即将用药情况详细告知医生，医生可以根据用药的种类、用药时胚胎发育的阶段、药物用量多少，以及疗程的长短等来综合分析是否终止妊娠。不要立即决定终止妊娠，以免留下遗憾。

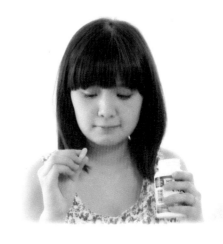

第二节 孕2月：饮食不要过于勉强

这个月，胎儿的主要器官开始全面形成，准妈妈要注意补充叶酸及其他维生素、无机盐、蛋白质、脂肪等营养素。要根据准妈妈的体质状况来安排饮食，少食多餐，减轻妊娠反应。

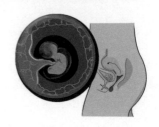

💡 胎儿的发育

胎重 1~4克		胎长 1~3厘米
器 官	脑、脊髓、眼、听觉器官、心脏、胃肠、肝脏初步成形，内外生殖器的原基能辨认，但从外表上还分辨不出性别	
面部五官	眼睛、嘴巴、耳朵出现轮廓。鼻部膨起，外耳开始有小皱纹，人脸的模样基本形成	
四 肢	骨骼处于软体状态。5周时具有萌芽状态的手、脚和尾巴。7周时，头、身体、手和脚开始有区别，尾巴逐渐缩短。8周末，用肉眼也可分辨出头、身体和手足	

💡 准妈妈的身体变化

项 目	变 化
体 重	和孕前差不多，没有特别的变化
子 宫	子宫的增大并不明显
乳 房	乳房稍变硬，乳头颜色变深并且变得很敏感或有疼痛感。因个体差异，有的准妈妈无此变化
妊娠反应	大部分准妈妈会头晕、乏力、嗜睡、流涎、恶心、呕吐，喜欢吃酸味食物，厌油腻。早孕反应由轻到重，一般持续两个月左右
重点注意事项	缓解早孕反应，预防先兆流产，严禁性生活

🔍 孕2月需要重点补充的营养

• 蛋白质 •

每天的供给量以80克左右为宜。怀孕两个月内，对于蛋白质的摄入，不必刻意追求一定的数量，但要注意保证质量。今天想吃就多吃一点，明天不想吃就少吃一点，顺其自然就好。

• 糖类和脂肪 •

怀孕两个月，如果实在不愿意吃脂肪类食物，就不必勉强自己，人体可以动用自身储备的脂肪。此外，豆类食品、蛋类、奶类也可以少量提供脂肪。含淀粉丰富的食品不妨多吃一些，以提供必需的能量。

• 维生素 •

维生素是人体必需的营养物质，也是胎儿生长发育必需的物质，特别是叶酸、B族维生素、维生素C及维生素A是此时期必须补充的。

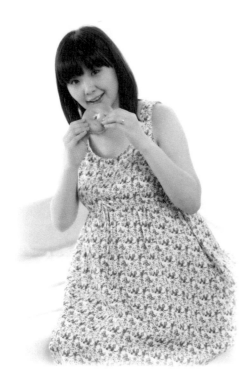

小贴士

可以考虑以植物蛋白代替动物蛋白，豆制品和蘑菇等食品可以多吃一些。在办公桌抽屉里放一些核桃仁、榛仁之类的坚果，随时吃几粒，有助于补充蛋白质，也有利于胎儿大脑发育。

• 水和无机盐 •

怀孕两个月时补水和无机盐非常重要，特别是早孕反应强烈的人，因为剧烈的呕吐容易引起人体的水电解质代谢失衡。

• 微量元素锌 •

孕早期缺锌，会使胎儿的大脑发育和体重增长变慢，还会增加准妈妈分娩时的危险。因此，准妈妈应适当吃一些富含锌元素的食物，如动物内脏、花生、香蕉等。孕期锌的推荐量为每日20毫克。

孕2月应该吃什么食物

对于怀孕两个月的准妈妈来说，自身的营养与生个健康宝宝的关系是非常大的。怀孕两个月是胎儿身体各个器官的发育时期，准妈妈要选择健康营养的食品。这里介绍几种供准妈妈参考。

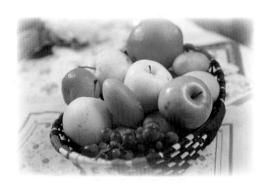

●水果蔬菜●

虽然蛋类、水果类、蔬菜中维生素的含量也不少，但它们都易溶于水，往往在烹调过程中会大量流失。部分蔬菜可以洗净生吃，这样就避免了加热过程中维生素的损失。准妈妈适当吃些水果，特别是新鲜水果，对满足自身和胎儿对维生素的需求是非常有利的。

●鱼类●

鱼类营养丰富，含有易被人体吸收的钙、碘、磷、铁等无机盐和微量元素，对大脑的生长、发育和防治神经衰弱症有着良好的效用，是准妈妈应当经常食用的美味佳肴。

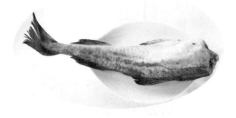

●核桃仁●

核桃仁含有丰富的不饱和脂肪酸和蛋白质，较多的磷、钙和各类维生素，还含有糖类、铁、镁、硒等。中医学认为，核桃仁有补肾固精、温肺止咳、益气养血、补脑益智、润肠通便、润燥化痰等作用。准妈妈常吃可防病健身，有利于胎儿健脑。

小贴士

孕2月，胎儿的听觉器官已经开始发育，而且神经系统也已初步形成，具备了可以接受训练的最基本条件。因此从这个月的月末开始，准妈妈可以听一些优美、柔和的乐曲。

●玉米●

玉米中含有的蛋白质、脂肪、糖类、维生素和无机盐都比较丰富。黄玉米中含有维生素A，对人的智力、视力都有好处。玉米中的维生素含量较多，可防止细胞氧化、衰老，从而有益于胎儿智力的发育。

孕2月不宜吃的食物

●酸性食物●

妊娠早期的胎儿耐酸度低，若母体摄入过多的酸性食物，就会影响胚胎细胞的正常分裂增殖，容易诱发遗传物质突变，导致胎儿畸形。如果准妈妈确实喜欢吃酸性食物，可选择无害的天然酸性食物，如番茄、樱桃、橘子、葡萄及草莓等。

●浓茶●

有的准妈妈在平日里喜欢喝茶，但在怀孕后，一定要注意不能多喝茶。因为茶叶中含有大量的鞣酸，它可以和食物中的铁元素结合成一种不能被机体吸收的复合物。准妈妈若过多地喝茶，就有导致贫血的可能。对于准妈妈来说，白天喝一两杯淡淡的绿茶并无大碍，但切记晚上不能饮用浓茶，以免引起失眠。

●可乐●

可乐是碳酸饮料，准妈妈常饮可乐容易造成骨质疏松。此外，可乐中含有的咖啡因很容易通过胎盘的吸收进入胎儿体内，给胎儿的大脑、心脏等器官造成伤害。可乐还含有大量的蔗糖，准妈妈若吸收过多的蔗糖还会导致妊娠糖尿病。

●饮酒●

对于胎儿，酒精会使其发育缓慢、智力低下、性格异常，并且造成某些器官的畸形。准妈妈饮酒较多，新生儿有1/3以上的可能性会存在不同程度的缺陷，如脸蛋扁平、鼻沟模糊、指趾短小，甚至导致内脏畸形和先天性心脏病。在妊娠的前3个月，酒精对胎儿的影响会更大。因此，准妈妈不应饮酒。

→ 可以减缓孕吐反应的食物有哪些

·生姜：姜在中医药理中具有和胃、止呕的功效。将生姜切成薄片，含在嘴里效果不错。

·苹果：酸酸甜甜的苹果，以中医的观点来看，具有酸甘化阴的功效，可以养胃生津。将一个苹果搅打成泥，加入一小匙姜汁，既美味，又可减轻恶心反胃。

·苏打饼：孕吐在饥饿时特别厉害，因此在两餐之间，可以吃点碱性的苏打饼，稍微中和胃酸，减轻肠胃不适。

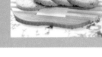

🔆 准妈妈一日餐单建议

食物属性	食物种类
早 餐	豆包或蒸饼50克，二米粥1碗（大米和小米50克），煮鸡蛋1个，蔬菜或咸菜适量
加 餐	牛奶300毫升，苹果1个
午 餐	面条150克，瘦肉50克，黄瓜50克
加 餐	烤馒头片50克，橘子1个
晚 餐	米饭100克，鱼100克，番茄100克，胡萝卜50克

🔆 一周饮食搭配示例

	早 餐	午 餐	晚 餐
周 一	八宝粥、发糕、豆腐乳	米饭、肉炒茭白、紫菜蛋花汤	米饭、烧豆角、鸡蛋粉丝菠菜汤
周 二	牛奶、果酱包、黄瓜豆腐丝	米饭、馒头、豆角炒肉丝、虾子豆腐羹	红薯粥、馅饼、素焖扁豆
周 三	牛奶、面包、香蕉	米饭、番茄鸡蛋、姜汁大虾	饺子、炝芹菜、蟹柳虾皮黄瓜
周 四	牛奶、豆包、果味黄瓜	馒头、红烧兔肉、香菇油菜	馅饼、小米粥、醋熘白菜丝
周 五	馄饨、炸馒头片、芥末菠菜	米饭、红薯、肉末豆芽、鸡汤番茄	包子、浓汤肉丝青菜面
周 六	豆腐脑、糖饼、苹果	米饭、萝卜炖牛肉、炒西蓝花	蒸饺、紫米粥、尖椒土豆丝
周 日	牛奶、面包、蜂蜜、煎鸡蛋	米饭、姜汁鸡丝、虾皮小白菜	蒸红薯、红豆粥、鸡蛋炒木耳

小贴士

准妈妈如果有轻微的恶心、呕吐症状，可以采用少食多餐的办法。注意不要缺水，做到及时饮水，不要等到口渴时再喝。可以每2小时喝一杯水，让体内的有毒物质能及时随尿液排出。

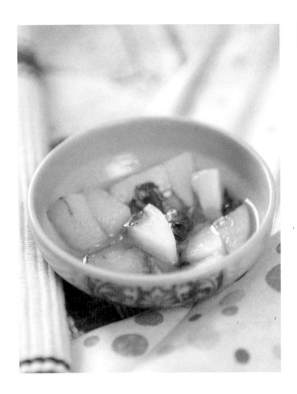

香菜萝卜

材料准备

香菜50克，白萝卜200克，植物油、盐、味精各适量。

做法

1. 白萝卜洗净，去皮，切成片备用。
2. 香菜择洗净，切成小段。
3. 烧热油，下入白萝卜片煸炒，炒透后加适量盐，小火烧至烂熟时，再放入香菜、味精调味，出锅即可。

> 白萝卜下气止呕，香菜温中理气，对孕早期的孕吐症状有很好的辅助治疗作用。

鲜奶玉米笋

材料准备

鲜奶100克，玉米笋5个，植物油、面粉、奶油、白糖、盐、水淀粉、汤、味精各适量。

做法

1. 每个玉米笋切两半，放入热水锅内略烫，捞出，控干水分。
2. 锅置火上烧热，加植物油烧热后，放入面粉炒开，添少许汤，加入鲜奶、白糖、盐、味精及烫好的玉米笋，用小火烧至入味后，用水淀粉勾芡，芡熟时淋入奶油，出锅装盘即成。

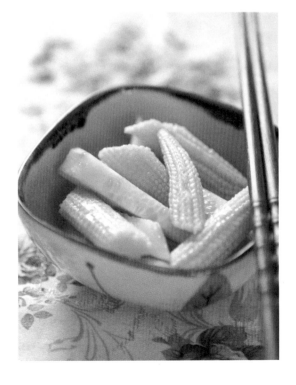

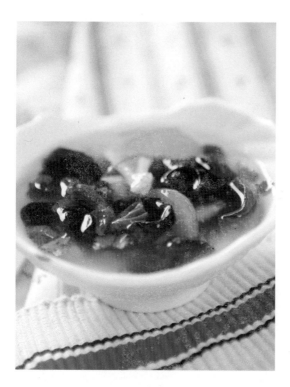

木耳鸡肉汤

材料准备

木耳2片，鸡肉500克，枸杞子少量，黄芪25克，姜3片，鸡心枣（去核）8粒，水5碗。

做法

1. 木耳用水浸软，洗净泥沙。
2. 鸡肉洗净，切块。鸡心枣洗净。
3. 将上述材料放入炖盅内，加5碗水炖2小时左右便可。

> 鸡肉易消化吸收，对消化功能较差的准妈妈最为适宜；木耳质地柔软，口感细嫩，是一种营养丰富的食用菌。

红枣芹菜汤

材料准备

红枣6粒，芹菜500克，水2碗，片糖半块。

做法

1. 芹菜择除根、叶，将茎切成2厘米长的段。
2. 芹菜、红枣和水放入煲内煮。
3. 放入片糖调味，饮用时去渣，只饮汤汁。

> 孕早期准妈妈若食欲不振、精神不安，可饮用红枣芹菜汤。常饮此汤水，有安神养血、增进食欲的功效。

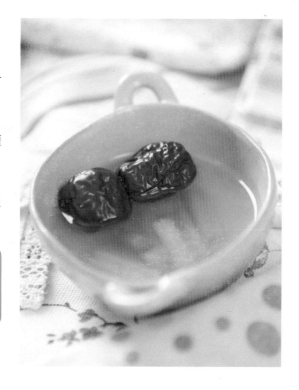

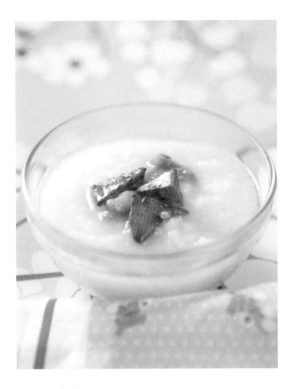

猪肝粥

材料准备

粳米150克，猪肝100克，干贝20克，盐、葱花、姜丝、料酒、香油各适量。

做法

1. 猪肝洗净，切片。干贝洗净，用温水泡发后，加入少许料酒蒸软，撕碎备用。

2. 锅内加水，放入粳米煮粥，待粥快煮好时，放入姜丝、干贝和猪肝同煮，猪肝熟时熄火，再放入盐调味，食用前加香油和葱花即可。

胡萝卜牛腩饭

材料准备

米饭100克，牛腩肉100克，胡萝卜50克，南瓜50克，高汤、盐各适量。

做法

1. 胡萝卜洗净，切块。南瓜洗净去皮，切块待用。

2. 牛腩肉洗净，切块，焯水。

3. 倒入高汤，加入牛肉，烧至牛肉八分熟时，加入胡萝卜块和南瓜块，放盐调味，至南瓜和胡萝卜酥烂即可。

4. 米饭装盆打底，浇上烧好的牛肉即可。

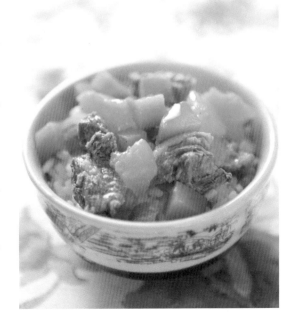

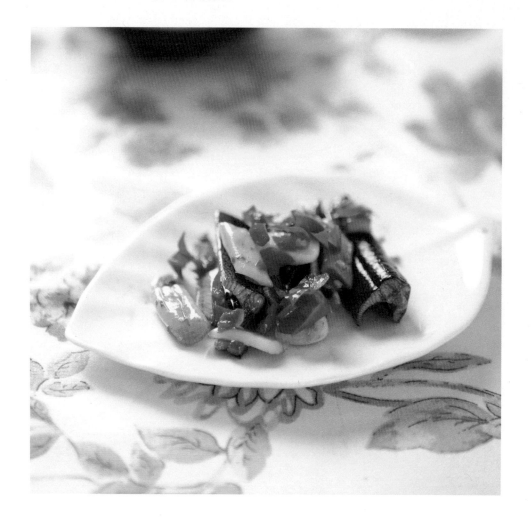

炒鳝鱼

材料准备

鳝鱼750克，洋葱50克，猪油40克，酱油50克，大蒜5克，料酒、水淀粉各25克，干红椒、姜、香油、胡椒粉各5克，鲜汤适量。

做法

1. 鳝鱼洗净，片成3厘米的长片。洋葱去老皮，洗净，切成片。

2. 干红椒切成小片。姜、大蒜洗净，均切成末。

3. 炒锅上火烧热，放入猪油烧热，将鳝鱼片入锅爆炒；当鳝鱼爆炒起卷时，放入酱油、姜、洋葱、干红椒、料酒，加盖焖片刻，放入鲜汤再焖一会儿。

4. 用水淀粉勾芡，撒上蒜末，淋入香油装盘，撒上胡椒粉即成。

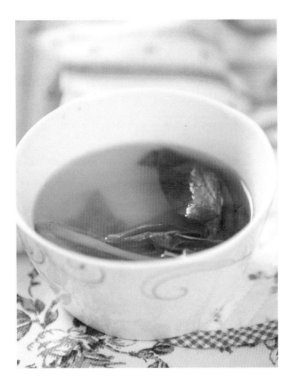

菠菜猪肝汤

材料准备
菠菜250克，猪肝100克，盐、植物油、调味料、淀粉各适量。

做法
1. 菠菜洗净，去根，切成小段。猪肝洗净，切薄片，用调味料及淀粉适量拌匀，腌制10分钟。
2. 锅内放水1小碗煮沸，放入菠菜、适量植物油、盐，煮至菠菜刚熟，再放入猪肝煮至熟透即可。

牛奶炖鸡

材料准备
母鸡1只，鲜奶500克，姜片、盐各适量。

做法
1. 母鸡宰杀，去毛、去内脏，洗净，切块。
2. 鸡肉放入滚水汆烫，待鸡肉变色后，即可捞出。将汆烫好的鸡肉浸泡在冷水中，取出后，去除鸡皮及鸡油。
3. 处理好的鸡放入砂锅中，加入适量的水、姜片及鲜奶煮滚后，转小火炖3小时，加盐调味后即可食用。

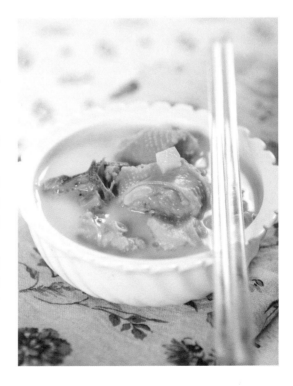

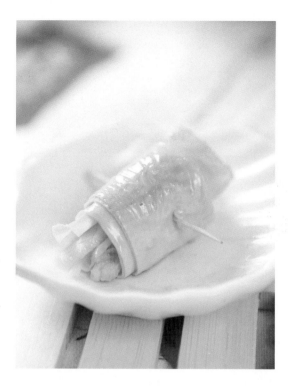

蔬菜豆皮卷

材料准备

豆皮1张，绿豆芽50克，胡萝卜20克，甘蓝40克，豆干50克，盐、香油各适量。

做法

1. 甘蓝洗净，切丝。胡萝卜洗净，去皮，切丝。绿豆芽洗净。豆干洗净，切丝备用。

2. 所有准备好的原料用沸水烫熟，然后加盐和香油拌匀。

3. 拌好的原料均匀地放在豆皮上，卷起，用中小火煎至表皮金黄。待放凉后切成小卷，摆入盘中即可食用。

肉末炒豌豆

材料准备

鲜嫩豌豆300克，猪肉150克，植物油、酱油、盐、葱末、姜末各适量。

做法

1. 猪肉剁成末。豌豆洗净，控干水分。

2. 植物油放入锅内，热后下入葱末、姜末略煸，下入猪肉末并加入酱油煸炒，然后放入豌豆和盐，用旺火快炒，熟后出锅即成。

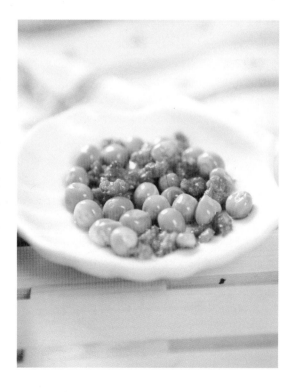

延伸阅读：孕期产检安排

产检能及时了解孕妇身体情况及胎儿的生长发育情况，保障准妈妈和胎儿的健康和安全，做到优生优育。产检应检查什么项目，孕期产检应保持什么频率，这些都是准妈妈应该了解的。

● 产前检查项目 ●

妊娠时间	检查项目
12周以内	建立保健手册，常规保健检查，血常规，尿常规，遗传咨询，TORCH感染筛查，乙肝三对，肝功，肾功，血型全套（A、B、O血型及RH血型），梅毒、艾滋病、丙肝筛查
14~20周	唐氏综合征
18~24周	四维彩超（了解胎儿畸形），染色体检查（依据医生建议）
24~30周	糖尿病筛查
30~36周	复查肝功，甘胆酸（皮肤瘙痒者必须进行），甲状腺功能，抗A或抗B效价，胎儿电子监护，心电图
34周后	每次检查可做胎心监护
36周	B超检查，脐动脉血流S/D（收缩期/舒张期H值）测定，胎盘功能检查，胎儿生物物理评分

● 孕检时间间隔安排 ●

1. 在正常情况下，整个孕期要求做产检9~13次，整个孕期分为3个阶段，即孕早期、孕中期、孕晚期。

2. 通常情况下，怀孕12周的时候就应该到医院建卡，进行首次全面检查。

3. 孕中期的检查频率为每4周1次。

4. 孕晚期为每2周1次。在36周以后，准妈妈、胎儿变化大，容易出现异常，就应该每周1次，直至分娩。

小贴士

检查的项目包括常规项目和依照个人不同情况的特殊检查项目。发现准妈妈或胎儿有异常情况时，应根据情况入院或增加门诊检查次数。

第三节 孕3月：保证营养

由于胎儿的体积尚小，因此所需的营养不在量的多少，而重在质的好坏。准妈妈的膳食应以清淡、易消化吸收的食物为主，尽可能选择自己喜欢的食物。

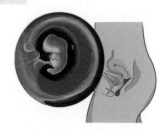

胎儿的发育

胎重　4~40克		胎长　3~10厘米
器　官	肋骨、皮下血管、心脏、肝脏、胃肠更加发达；自身形成了血液循环，已有输尿管，胎儿可排出一点点尿；骨骼和关节尚在发育中	
面部五官	整个身体中头显得格外大；面颊、下颌、眼睑及耳郭已发育成形，颜面更像人脸	
四　肢	尾巴完全消失；眼睛及手指、脚趾清晰可辨。四肢在羊水中已能自由活动，左右腿还可交替做屈伸动作，双手能伸向脸部	
胎　动	这时胎儿活动并不强烈，准妈妈还未能感觉到胎动	

准妈妈的身体变化

项　目	变　化
体　重	准妈妈的食欲开始增加，下降的体重逐渐回升
子　宫	下腹部还未明显隆起，子宫在怀孕3个月末时，已如握拳大小
乳　房	乳房除胀痛外，开始进一步长大，乳晕和乳头色素沉着更明显，颜色变黑
妊娠反应	孕3月的前两周，是妊娠反应最重的阶段，之后随着孕周的增加反而开始减轻，不久将自然消失
重点注意事项	预防妊娠纹，按时做产检

孕3月需要重点补充的营养

•多方面摄入蛋白质•

要尽量保证准妈妈的蛋白质摄入量，可以多方面摄入，植物蛋白和动物蛋白都可以。牛蹄筋、海参、贝类等水产品蛋白质丰富，做出来清淡可口，很适宜现在的准妈妈食用。

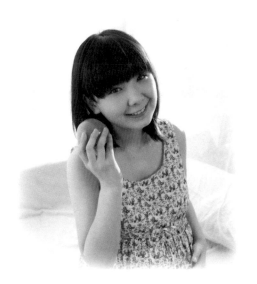

•糖类和脂肪摄入量与上月相同•

糖类和脂肪摄入量与上个月基本相同，可以将各种米、面、杂豆、薯类等五谷杂粮混合烹调，也可将谷类与蔬菜、水果混合制作，既有营养，又能增进食欲，制作也非常方便。

•注意叶酸、钙、铁、维生素E的摄入•

这个月要注意叶酸、钙、铁、维生素E的摄入。含叶酸的食物有鸡蛋、深绿色蔬菜，如青菜、卷心菜等，水果中柑橘和香蕉也有较多叶酸。动物肝脏、牛肉含有的铁较多。维生素E具有保胎、安胎、预防流产的作用，还有助于胎儿的肺部发育。植物油、坚果都含有维生素E。

富含维生素E的食物（每100克含量）			
核桃仁	43.21毫克	芝 麻	43.21毫克
松子仁	34.48毫克	板 栗	4.56毫克
榛子仁	36.43毫克	腰 果	3.17毫克
黑 豆	17.36毫克	绿 豆	10.95毫克
大 豆	18.9毫克	葵花子	34.53毫克
菜籽油	60.89毫克	花生油	42.06毫克

💡 孕3月应该怎么吃

• 饮食宜清淡 •

孕3月的准妈妈膳食仍以清淡、易消化吸收为宜，要少吃油腻的食物，应尽可能选择自己喜欢的食物。为保证蛋白质的摄入，可适当多补充一些奶类、蛋类、豆类、坚果类、鱼肉、贝类食物。

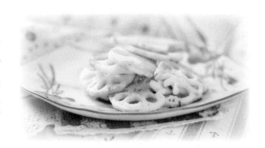

• 吃点粗粮 •

孕3月的准妈妈容易便秘，应增加含纤维素较多的粗粮和富含膳食纤维的蔬菜的摄取，如红薯、芹菜等。

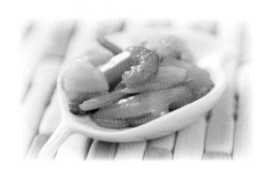

• 选择自己喜欢的食物 •

准妈妈应尽可能选择自己喜欢的食物，不必刻意多吃或少吃什么。若妊娠反应严重影响了正常进食，可在医生建议下适当补充复合维生素片。同时，为保证蛋白质的摄入量，可以在有胃口的时候多补充些奶类、蛋类、豆类食物。

• 五谷豆浆要常喝 •

豆浆具有很高的营养价值，一直是我国传统的养生佳品。而五谷豆浆综合了五谷的营养价值，非常适合孕期食用。准妈妈每天喝一杯五谷豆浆，可增强体质、美容养颜、稳定血糖、防止孕期贫血和妊娠高血压等，可谓益处多多。

• 适当增加肉类和豆类食物 •

对准妈妈来说，最容易缺乏的必需元素就是铁。大部分准妈妈都服用补铁口服液，但在孕早期一般不需要服用。最好的方法是通过食物补充。含铁较多的食物有鱼类、贝类（尤其牡蛎）、豆类、黄绿色蔬菜和海藻类等。摄取以上食物的同时，最好进食富含蛋白质、B族维生素、维生素C的食物，因为这三种物质有助于铁的吸收。

孕3月不宜吃的食物

• 太咸的食物 •

从现在开始，准妈妈需要减少盐的摄入量，因为盐中含有大量的钠。在孕期，如果体内的钠含量过高，血液中的钠和水会由于渗透压的改变，渗入到组织间隙中形成水肿。正常的情况下，准妈妈每日的摄盐量以5～6克为宜。

• 长时间熬制的骨头汤 •

动物骨骼中所含的钙质，不论多高的温度也不能熔化，过久烹煮反而会破坏骨头中的蛋白质。骨头上的肉熬久后，肉中的脂肪会析出，增加汤的脂肪含量。

小贴士

这个月，准妈妈的外形不会有明显改变，体重的增加也不易察觉。有些准妈妈因为食欲不振和孕吐，体重非但没有增加，反而出现了下降的趋势。只要体重没有大幅度的变化，就是正常的。但是如果准妈妈的体重突然发生剧烈的变化，比如一周内下降或增加了5千克，那就一定要立刻告诉医生，因为这意味着身体可能存在某些潜在问题。

• 辛辣、刺激性的食物 •

有的准妈妈喜欢吃非常辛辣的食物，觉得可以开胃，其实这样不好。辛辣、刺激性食物经消化吸收后，可从胎盘进入胎儿的血液循环中，妨碍胎儿的生长发育，或直接损害某些器官，如肺、支气管等，从而导致胎儿畸形或者患病。

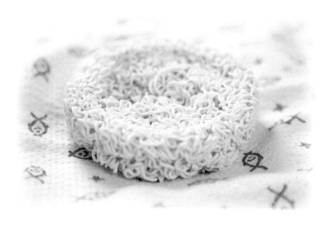

• 方便面、饼干 •

有的准妈妈因为工作比较繁忙，为了方便就经常吃方便面、饼干之类的方便食品。这样其实对准妈妈和胎儿都极为不利。方便食品含有一些食品添加剂，营养也不全面，如果在孕早期长期缺乏脂肪酸，会严重影响胎儿大脑的发育。

• 生鱼片 •

有的准妈妈经常食用生鱼片来补充营养。其实准妈妈最好是少食或者不食生鱼片之类的食品。因为这类食品所含的营养不易吸收，且未经过烹饪，病菌也不易被杀死，对胎儿和准妈妈都不利。

🌸 准妈妈在外就餐时要注意

现代生活中，准妈妈总免不了要在外就餐。那么，怎样才能吃得健康又放心呢？

● 把握"三低一高"原则 ●

"三低一高"即食物要"低盐、低油、低糖、高纤维"。在餐馆里点餐，应选择口味较清爽的菜品，或告诉厨师给自己点的菜少放盐、油，不放味精。

● 注意安全卫生 ●

应选择干净整洁的餐馆就餐。用餐时，应注意食物的保鲜状况。对于有包装的食品，要注意看保质期限，选择有食品检验认证的食品。

● 选对食材 ●

可用糙米饭、五谷饭来代替白米饭。注意多摄取蔬菜、水果，尽量食用新鲜水果，而不是加工过的水果。烟熏类食物最好不要食用。在喝饮品时，应避免选择含咖啡因或酒精的饮料，可选择牛奶、豆浆、矿泉水、纯果汁等。

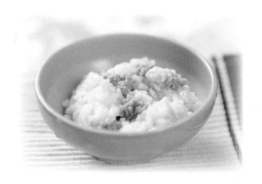

● 注意烹饪方式 ●

油炸食物不仅热量及油脂含量高，还含有有害物质，准妈妈要少食用。应多选择蒸、煮、炖等方式烹制出来的食物。

● 有条件的可自带营养餐 ●

身在职场、离家又较远的准妈妈，中午可选择自己带饭，这样既合胃口又干净卫生。

1. 挑选能提供给准妈妈所需营养的食物。通常来说，一道主菜、两道辅菜的营养就可以满足需要。

2. 白菜、生菜、油菜、芹菜叶、空心菜等叶菜类蔬菜不适合携带，因为这类食物煮熟后如果搁置久了，或经过二次加热后，菜叶中的盐分能产生亚硝酸盐，长期食用有害健康。素菜方面，如西葫芦、南瓜、黄瓜、冬瓜、莲藕、胡萝卜、茄子、番茄、土豆、山药等都是带饭族的好选择。

3. 最好当天早上现做，这样才更有利于保留营养。

4. 在带饭时，可选择菜、饭分开装，而不要把所有的菜都放在米饭上。

◎ 准妈妈一日餐单建议

用餐时间	食物种类
早　餐	花卷1个，米粥1碗，鸡蛋1个，酸甜藕片适量
加　餐	麦麸饼干2片，苹果1个
午　餐	米饭100克，咖喱牛肉100克，大拌菜适量，小白菜豆腐汤1份
加　餐	坚果（葵花子、核桃仁等）若干，酸奶250毫升
晚　餐	清蒸鱼1份，蒜蓉茄子100克，面条1碗

◎ 一周饮食搭配示例

	早　餐	午　餐	晚　餐
周　一	牛奶、煮鸡蛋、千层饼、炝拌黄瓜条	米饭、清蒸鱼、芹菜炒肉、梨	肉末菜粥、烩腐竹白鸡、木耳莴苣
周　二	豆浆、银耳粥、炝拌芹菜	米饭、烩牛肉、虾皮冬瓜汤、苹果	玉米饼、肉片豆腐、蒜蓉茼蒿
周　三	豆沙包、豆腐脑、椒盐卷	二米饭、苦瓜焖鸡翅、扒油菜	茯苓鸡肉馄饨、瓜片炒肉
周　四	豆浆、榨菜炒饭、哈密瓜	烙饼米饭、南烧茄子、黄焖羊肝	软米饭、萝卜鱼丸、黑白菜
周　五	牛奶、桃酥、苹果	二米饭、奶油白菜、咖喱鸡块土豆	玉米糁粥、蒸茄泥
周　六	牛奶、鸡汤、浓蔬菜汁	花卷、榄香四季豆、鱼片豆腐	米饭、炸酱排骨、豆花
周　日	面包、牛奶、浓蔬菜汁	米饭、姜汁鱼片、肉丝榨菜汤	米饭、大饼、金针菇拌黄瓜、甜柚

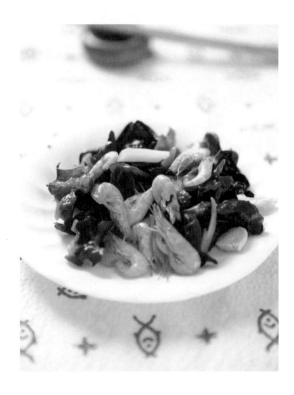

木耳香葱炒河虾

材料准备

小河虾150克，干木耳50克，葱段少许，盐1小匙，香油少许，植物油2大匙。

做法

1. 小河虾用水洗净，除去泥沙杂质，用沸水焯熟，捞出控水。干木耳用水泡发，去蒂洗净。
2. 炒锅烧热，加植物油烧至六成热，放入葱段爆香，再加入小河虾、木耳翻炒，加入盐翻炒入味，出锅前淋香油即可。

番茄牛尾汤

材料准备

番茄250克，牛尾300克，卷心菜150克，料酒、盐、味精各适量。

做法

1. 番茄、卷心菜、牛尾分别洗净，番茄切成方块，卷心菜切成薄片。
2. 牛尾放入锅内，加入水至能淹过牛肉为度，旺火烧开，将浮沫撇去，放入料酒，烧至牛尾快熟时，再将番茄、卷心菜倒入锅中，炖至皆熟。加入盐、味精略炖片刻，即可装盘食用。

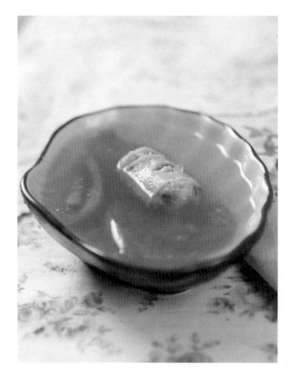

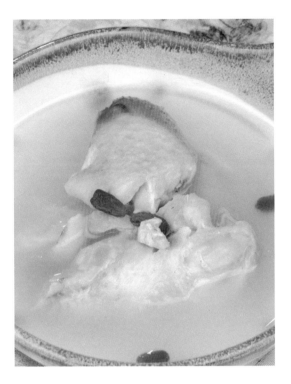

老母鸡汤

材料准备

老母鸡1只（约重1500克），猪排骨2块，葱段、姜片、料酒、盐、味精各适量。

做法

1. 老母鸡和排骨洗干净，分别放入沸水锅内焯一下，捞出，再用水洗净。

2. 鸡和排骨放入锅内，加水，下葱段、姜片、料酒、盐，上火烧开后，用小火焖煮约3小时（以水不沸腾为宜，使鸡肉和排骨中的蛋白质、脂肪等营养物质充分溶于汤中），直至鸡肉脱骨，加入味精，即可食用。

人参当归鸡汤

材料准备

鲜鸡1/2只（重约600克），当归片25克，姜2片，人参1支，糯米酒、枸杞子、盐各适量。

做法

1. 鲜鸡剖好，洗净，去皮，汆水后斩成大块，待用。

2. 当归片用水洗净，待用。

3. 鸡块、姜片、当归片、枸杞子、人参及糯米酒一同放入炖盅内，注入适量水至八成满，用大火隔水炖2～2.5小时，取出，以适量盐调味，即可趁热食用。

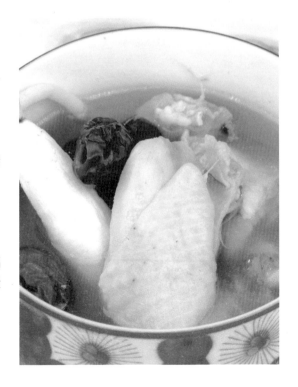

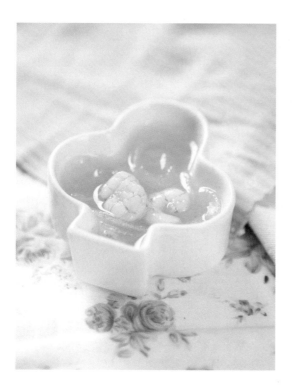

粉丝虾仁

材料准备

粉丝200克，活虾200克，蒜末、豆豉、植物油、酱油各适量。

做法

1. 虾剥皮，清洗干净，粉丝用开水烫过。
2. 放入蒜末、豆豉、油、酱油等，搅拌均匀。
3. 放入锅中隔水蒸15分钟。

> 虾仁营养丰富，富含蛋白质；粉丝的营养成分主要是糖类、膳食纤维。此道菜适合孕早期的准妈妈食用。

燕麦粥

材料准备

燕麦100克，粳米100克。

做法

1. 燕麦去除杂质，淘净，在水中浸泡2个小时后放入锅中。
2. 粳米洗净，也放入锅中，加适量水烧沸后改用小火熬煮。
3. 煮的过程中，要不停地搅拌，煮至熟烂即可。

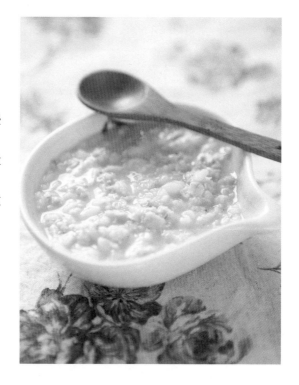

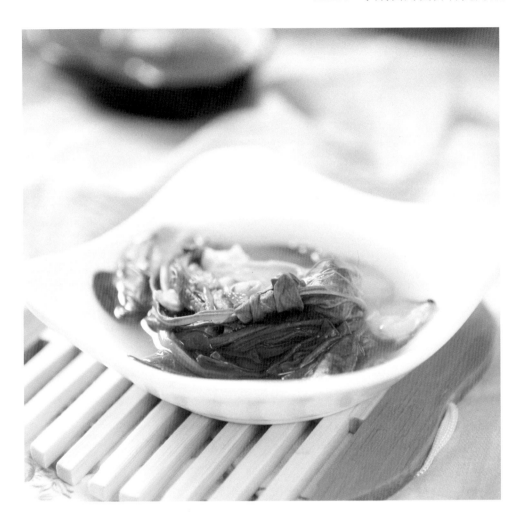

素什锦

材料准备

花生米、香菇、金针菇、腐竹、莴苣、胡萝卜、马蹄、栗子、冬笋、银杏各30克，植物油、盐、生抽、白糖、鸡精、香油各适量。

做法

1. 香菇、腐竹分别切小块；金针菇切段；马蹄、莴苣、胡萝卜、冬笋、栗子切小块；花生米用开水浸泡后去红衣。

2. 热锅凉油，放入花生米炸香。放入香菇块、金针菇段、腐竹块、胡萝卜块、栗子块、冬笋块、银杏一起煸炒。

3. 加入盐、生抽、白糖、鸡精，再加入少许水，盖上锅盖煮7~8分钟。放入莴苣块、马蹄块，稍微煸炒，炒匀后淋上香油即可盛盘食用。

💡 延伸阅读：初次产检

初次产检会充分了解孕妇的身体情况及家族病史，以确保胎儿能够健康成长。初次产检会详细检查准妈妈的健康情况，胎儿如有异常，方便尽早干预，避免家庭遭遇更大的不幸。

·产检提示·

孕3月要开始第一次产前检查了，检查目的是为了了解准妈妈的健康状况和胎儿的生长发育状况。

·初次产检项目·

名　称	具体内容
量身高	医生将通过身高和体重的比例来估算准妈妈的体重是否过重或过轻，以及盆骨大小
测体重	每次孕检必测项目。通过准妈妈的体重间接监测胎儿成长。孕期体重增加约为12.5千克，孕晚期平均每周增加0.5千克。每个人会有差异
量血压	每次孕期检查必测项目。血压高是先兆子痫的症状之一，必须时刻关注
询问病史	询问准妈妈及家属得过哪些病，半年内是否接触过有害物质等，月经史、生育史等
听胎心	怀孕第12、13周时，已经能听到胎心
测宫高、腹围	每次产检都要测量宫高及腹围，根据宫高画妊娠曲线，了解胎儿宫内发育情况
血常规及血型检查	检查血色素，判断准妈妈是否贫血。检查血型，防止新生儿溶血症。如果丈夫为A型、B型或AB型血，准妈妈为O型血，生出的小宝宝有溶血的可能
尿常规检查	检查尿液中是否有蛋白、糖，提示有无妊娠高血压等疾病的出现
肝、肾功能检查	检查准妈妈有无肝炎、肾炎等，怀孕时肝脏、肾脏的负担加重，如肝、肾功能不正常，怀孕会使原来的疾病"雪上加霜"

续表

名　　称	具体内容
测艾滋病抗体	检查准妈妈是否感染了艾滋病，母婴传染是艾滋病的主要传播途径之一
测甲胎蛋白	筛查神经疾病，如无脑儿及脊柱裂。正常值小于20
检查乙肝六项	检查准妈妈是否感染乙型肝炎病毒
检查丙肝病毒	检查准妈妈是否感染丙型肝炎病毒
检查病毒感染	准妈妈在妊娠4个月以前如果感染病毒，胎儿有可能先天性畸形，甚至流产
心电图	排除心脏疾病，以确认准妈妈能否承受分娩。如心电图异常，可进一步进行超声心动图的检查

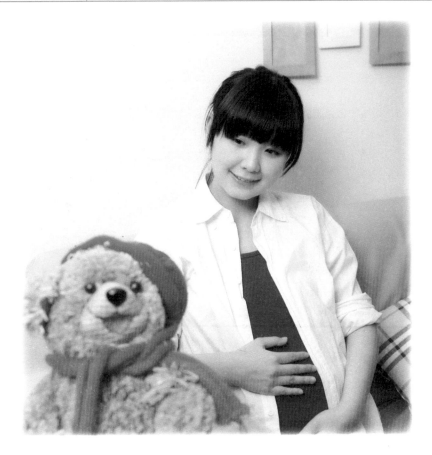

第四节 孕4月：吃好比吃饱更重要

这个时期，胎儿的生长开始加快，需要的营养物质更多。加之早孕反应消失，准妈妈可利用此阶段好好补充营养，保证食物的质与量，使营养均衡。

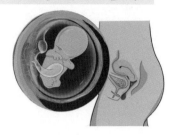

胎儿的发育

胎重　40~160克		胎长　10~18厘米
器　官	内脏发育大致完成。皮肤逐渐变厚不再透明，皮肤开始长出胎毛。听觉器官基本完善，对声音刺激开始有反应	
面部五官	胎儿已经完全具备人形，头部渐渐伸直；脸部已有了人的轮廓和外形；下颌骨、面颊骨、鼻梁骨等开始形成，耳郭伸长	
四　肢	肌肉、骨骼继续发育，胎儿已能开始做不少动作，如吸吮手指、皱眉头、做鬼脸等	
胎　动	这时胎儿活动并不强烈	

准妈妈的身体变化

项　目	变　化
体　重	之前下降的体重逐渐回升
子　宫	由于子宫已如婴儿头部般大小，因此准妈妈的下腹部已渐渐隆起
乳　房	准妈妈已能感到乳房的增大，并且乳周发黑，乳晕更为清晰。有的甚至乳头已经可以挤出一些乳汁了
妊娠反应	早孕反应自然消失，准妈妈身体和心情舒爽多了

孕4月需要重点补充的营养

从这个月开始，胎儿开始迅速生长发育，每天需要大量营养素，尽量满足胎儿及母体营养素存储的需要，避免营养不良或缺乏。除了和之前一样补充蛋白质和糖类，本月还要重点补充锌、钙、铁等营养素。

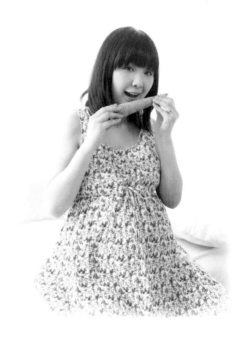

• 主打营养——锌不可缺 •

这个月准妈妈需要增加锌的摄入量。准妈妈如果缺锌，会影响胎儿在宫内的生长，会导致胎儿的脑、心脏等重要器官发育不良。缺锌会造成准妈妈味觉、嗅觉异常，食欲减退，消化和吸收功能不佳，免疫力降低，这样势必造成胎儿宫内发育迟缓。富含锌的食物有生蚝、牡蛎、肝脏、口蘑、芝麻、赤贝等，尤其在生蚝中含量丰富。补锌也要适量，每天膳食中锌的补充量不宜超过45毫克。

• 维生素A适量摄取 •

维生素A可以帮助细胞分化，是眼睛、皮肤、牙齿、黏膜发育中不可缺少的，但是摄取过量也会导致唇腭裂、先天性心脏病等缺陷。富含维生素A的食物有胡萝卜、鱼肝油、猪肝等。

小贴士

孕中期，皮肤色素沉着变得明显，皮肤开始粗糙、失去原有的光泽，应避免日光直射，每天按摩皮肤，促进皮肤血液循环。不宜涂口红、指甲油，不宜烫发和染发。

• 摄入足够的钙 •

这个月胎儿开始长牙根，需要大量的钙元素。若钙的摄入量不足，准妈妈体内的钙就会向胎儿转移，从而造成准妈妈小腿抽筋、腰酸背痛、牙齿松动等症状，胎儿也往往牙齿发育不健全。奶和奶制品是钙的优质来源，而虾、虾皮、海带、大豆等也能提供丰富的钙质。对准妈妈来说，每天对钙的摄取量应该为1000～1200毫克。

💡 这些食物可以多吃

食物名称	食物功效
麦 片	麦片不仅可以让准妈妈一上午都精力充沛，而且还能降低体内胆固醇的水平。不要选择那些口味香甜、精加工过的麦片，最好选择天然的，这类麦片没有任何糖类或其他添加成分在里面
脱脂牛奶	怀孕的时候，准妈妈需要从食物中吸取的钙大约比平时多1倍。多数食物的含钙量都很有限，因此孕期喝更多的脱脂牛奶就成了准妈妈聪明的选择
瘦 肉	铁在人体血液转运氧气和红细胞合成的过程中起着不可替代的作用，孕期准妈妈的血液总量会增加，以保证能够通过血液供给胎儿足够的营养，因此孕期对于铁的需要就会成倍增加。如果体内储存的铁不足，准妈妈会极易感到疲劳。通过饮食补充足够的铁就变得尤为重要。瘦肉中的铁是供给这一需求的主要来源之一，也是最易于被人体吸收的
全麦饼干	这种小零食有很多用途：早上，准妈妈可以在床上细细地咀嚼它，能够非常有效地缓解孕吐反应；上班的路上，在车里吃上几块，可以帮助准妈妈打发无聊的时间；办公室里，当准妈妈突然有了想吃东西的欲望，它就在准妈妈身边，方便而且不会引人注意
柑 橘	尽管柑橘类的水果里90%都是水分，但其中仍然富含维生素C、叶酸和大量的膳食纤维，能帮助准妈妈保持体力，防止因缺水造成的疲劳
豆制品	对于那些坚持素食的准妈妈，豆制品是一种再好不过的健康食品了。它可以为准妈妈提供很多孕期所需的营养，例如蛋白质
全麦面包	把准妈妈每天吃的精粉白面包换成全麦面包，准妈妈就可以保证每天20～35克膳食纤维的摄入量。同时，全麦面包还可以提供丰富的铁和锌
坚 果	坚果所含的脂类对于胎儿脑部的发育是很重要的，准妈妈适量吃些坚果绝对有好处。但坚果的热量比较高，因此每天应将摄入量控制在28克左右。还有一个特别需要注意的地方，如果准妈妈平时有过敏现象，最好避免食用某些容易引起过敏的食物，例如花生
菜 花	吃这种蔬菜真是好处多多：它富含钙、叶酸、大量的膳食纤维和抵抗疾病的抗氧化剂。内含的维生素C，还可以帮助准妈妈吸收其他绿色蔬菜中的铁

🌱 孕4月不可以这么吃

• 吃得过饱 •

这个月，准妈妈的妊娠反应减小，食欲增加。但需注意：再营养、再可口的食物也不能一次吃得过多、过饱，否则会增加准妈妈胃肠道、肝脏及肾脏的负担，也会给胎儿带来不良影响。

• 喝水过多 •

怀孕后，自身和胎儿都需要水分，因而准妈妈会比孕前摄取更多的水。但是，准妈妈喝水也是有限度的。若喝水过多，就容易引起或加重水肿。一般而言，准妈妈每天喝1～1.5升水为宜，不应超过2升，具体饮水量则要根据不同的季节、气候、地理位置及准妈妈的饮食等情况酌情增减。到了孕晚期，应控制饮水量，每天在1升以内为宜。

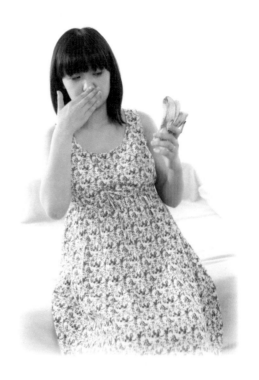

• 节食 •

有些年轻的准妈妈害怕孕期发胖影响形体美观，或者担心胎儿太胖，分娩困难，于是就节制饮食，尽量少吃。这样的做法是十分有害的。妇女怀孕后，新陈代谢变得旺盛，与妊娠有关的组织和器官也会发生增重变化。准妈妈需要的营养较孕前大大增加。先天的营养对胎儿生命力至关重要。若营养供应不足，就会给胎儿带来发育障碍，甚至导致早产、流产、死胎的严重后果。

而对准妈妈来说，也会造成贫血、腰酸腿痛、体弱多病等。因此，准妈妈万万不可任意节食，而应做到合理搭配饮食，不挑食、不偏食，这样才能满足妊娠期营养的需求。

小贴士

日渐隆起的腹部给准妈妈的日常生活带来不便。所以，准妈妈要特别注意保护腹部。每日保证8～9个小时的睡眠时间，并且尽量要有30分钟或更多的午休时间。睡眠姿势以左侧卧位为最佳，用枕头把脚垫高，可以帮助血液循环，注意盖好腹部，以防受凉。避免做重活和长时间站或坐，因为增大的子宫压迫静脉回流，易造成下肢静脉曲张和痔疮的发生。

❂ 孕期贫血怎么办

• 为什么会贫血 •

孕期贫血是孕期常见的营养缺乏病之一。由于准妈妈血容量增加了约40%，超过红细胞增加的速度，致使血液相对稀释，血中血红蛋白的浓度下降，从而出现生理性贫血。孕期贫血以缺铁性贫血最为常见。铁和叶酸是形成红细胞的重要物质，准妈妈在孕期对铁的需求比孕前增加近4倍，准妈妈如果长时间铁摄入不足就极易

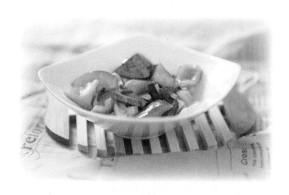

发生缺铁性贫血。贫血可使准妈妈发生妊娠期高血压疾病，增加妊娠期的危险性。更重要的是，血细胞具有携氧能力，贫血的直接后果就是准妈妈的血细胞携氧能力降低，从而导致胎儿的宫内缺氧，进而造成胎死宫内、早产、分娩低体重儿。由于胎儿先天铁储备不足，出生后很快就发生营养性贫血，也会导致智力水平下降。

症状：感觉疲劳、头晕；脸色苍白；指甲变薄，易折断；呼吸困难；心悸；胸口疼痛。

预防：至少要在孕中期和后期检查两次血色素，及早发现贫血，采取相应措施纠正。

如果血色素在100克以上，可以通过食物解决，如多吃富含铁的食物，做菜多用铁炊具烹调，多吃富含叶酸的食物；如果低于100克，需要在食补的基础上增加药物。

• 哪些食物富含铁 •

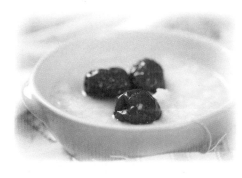

食物中的铁有两种形式——血红素铁和非血红素铁。动物类食品的血红素铁吸收更好，因此膳食中铁的良好来源为动物肝脏、动物的血、畜禽肉类、鱼类。对于孕前就有贫血的人，建议准妈妈在怀孕4个月以后可补充硫酸亚铁0.3克，每日1次，配合服用维生素C吸收更好，以预防缺铁性贫血；膳食中增加富含维生素C的食物，可增加铁的吸收。同时建议怀孕4个月

以后每日补充叶酸5毫克，预防巨幼细胞贫血。红色瘦肉、绿色蔬菜是补充叶酸的良好食物来源。此外，要及时治疗慢性失血，如痔疮、牙龈出血、钩虫病等。如有慢性消化不良，要及时治疗，以免影响营养物质吸收。

准妈妈一日餐单建议

早 餐	热汤面1碗，鸡蛋1枚，凉拌黄瓜适量
加 餐	酸奶1杯，坚果适量
午 餐	米饭100克，虾仁西葫芦100克，松仁玉米100克，空心菜适量
加 餐	香蕉1根，燕麦粥适量
晚 餐	糖醋带鱼100克，凉拌土豆丝50克，米饭适量

一周饮食搭配示例

	早 餐	午 餐	晚 餐
周 一	牛奶、枣泥糕、水果	米饭、糖醋鱼、凉拌皮蛋豆腐	豆沙炸糕、八宝粥、青椒土豆片
周 二	牛奶、吐司、火腿、水果	二米饭、冬菇菜心、猪蹄黄豆汤	韩式拌饭、酱汤
周 三	豆浆、鸡蛋灌饼、水果	紫米饭、鱼羊一锅汤、清炒油麦菜	玉米面粥、小笼包、番茄炒鸡蛋
周 四	牛奶、藕盒、水果	生菜包饭、黄豆排骨汤	二米饭、清蒸甲鱼、扒油菜
周 五	牛奶、肉松面包、水果	米饭、猪肉焖海带、糖醋心里美	豆包、拌金针菇、二米粥
周 六	酸奶、发糕、水果羹	米饭、糖醋番茄、牛肉烧萝卜	紫米粥、豆沙炸糕、素什锦
周 日	豆沙包、鸭蛋、紫米粥	米饭、东坡肉、蒸鱼片豆腐	水果沙拉、牛奶、煮玉米

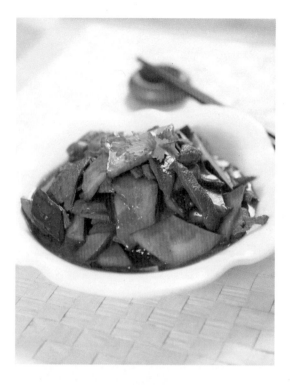

黄瓜炒猪肝

材料准备

猪肝300克，黄瓜2根，葱末、姜末、蒜末、木耳、植物油、酱油、料酒、水淀粉、盐、白糖、鸡精、高汤各适量。

做法

1. 猪肝洗净，切成薄片，用水淀粉、盐腌制，以八成热的油滑散后捞出。
2. 黄瓜洗净，切成菱形薄片；木耳洗净，撕成小块。
3. 油放入锅内，烧至七成热时，放入葱末、姜末、蒜末、黄瓜片、木耳块翻炒几下，放入猪肝片，淋入料酒，再加酱油、盐、白糖、鸡精、高汤，炒匀。
4. 水淀粉勾芡，出锅即成。

木耳枣豆

材料准备

木耳100克，红枣80克，黄豆50克，盐适量。

做法

1. 木耳、黄豆、红枣分别洗净，加水泡涨。
2. 所有原料一同置于锅内，加水适量，小火炖至熟烂，加盐调味即成。

木耳中铁的含量极为丰富，故常吃木耳能养血驻颜，令人肌肤红润、容光焕发，并可防治缺铁性贫血。枣中富含钙和铁，它们对防治贫血有重要作用，其效果通常是药物不能比拟的。

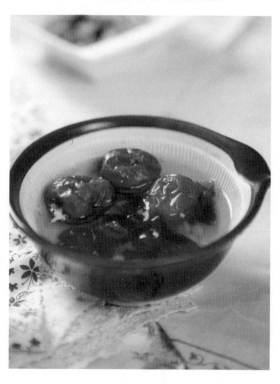

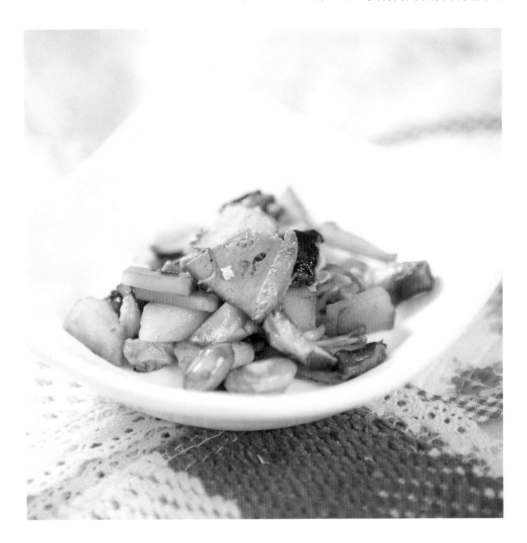

鱼香肝片

材料准备

猪肝300克，水淀粉30克，葱、姜、蒜各少许，菜油、绍酒、酱油、醋、盐、白糖、泡辣椒、味精、汤各适量。

做法

1. 猪肝切成长约4厘米、宽约3厘米、厚约0.3厘米的片，加盐及水淀粉（20克）码匀；姜、蒜去皮，切成小粒；葱切成葱花；泡辣椒剁成碎末。

2. 用一碗水淀粉（10克）、绍酒、酱油、醋、白糖、味精及汤对成汁。

3. 炒锅置旺火上，下菜油，烧至七成热时，放进猪肝炒散后倒入泡辣椒末、姜粒、蒜粒。待猪肝炒至伸展时，下葱花，烹汁，最后颠匀起锅入盘。

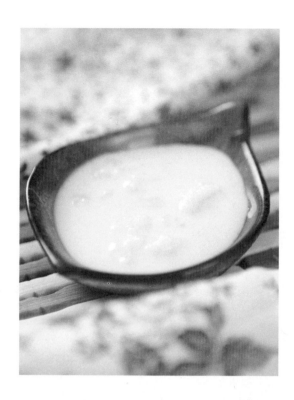

鲜奶炖蛋

材料准备

鲜奶1杯，鸡蛋2枚，姜汁1小匙，白糖1大匙。

做法

1. 鸡蛋打散后，加入白糖搅匀，冲入鲜奶拌匀。
2. 上述材料滤去泡沫及杂质，加入姜汁轻轻拌匀。
3. 处理好的蛋液倒入一深碗中，用纸封严，入锅，隔水炖至凝固即成。

紫米粥

材料准备

紫米100克，糯米100克，红枣80克，白糖少许。

做法

1. 紫米、糯米分别淘洗干净；红枣洗净，剔去枣核。
2. 锅内放入水、紫米和糯米，先用旺火煮沸后，再改用文火熬煮，至粥将成时，加入红枣略煮，以白糖调味即可。

> 甜香适口，养心安神，
> 清热祛湿，补血补气。

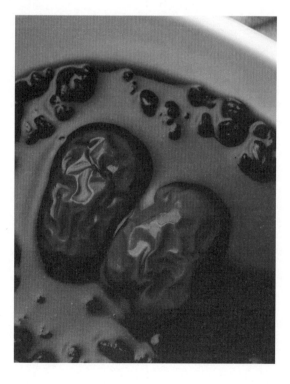

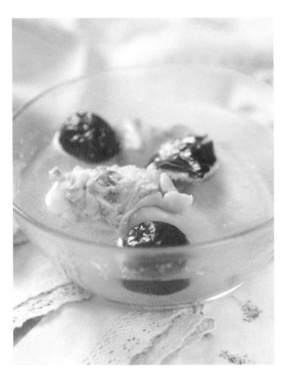

枣菇蒸鸡

材料准备

肉鸡1只（约1000克），红枣150克，香菇10克，黄酒、姜片、葱段、味精、盐各适量。

做法

1. 鸡宰后去毛，剖腹去内脏，清洗干净。
2. 香菇、红枣用水泡发，洗净，沥干水。
3. 鸡内外用盐擦抹一遍，把香菇、红枣置于鸡膛内，加上黄酒、姜片、葱段、味精，放入蒸锅中蒸2~2.5小时即可食用。

羊肉枸杞粥

材料准备

粳米200克，羊肉100克，枸杞子30克，炙附片10克，大枣150克，冰糖适量。

做法

1. 羊肉洗净切细。
2. 粳米洗净，与炙附片、枸杞子、大枣一同放入锅内，加水适量，煮熟成粥。
3. 待粥煮至熟烂时，放入羊肉和冰糖，煮至粥浓稠状即可。

> 羊肉性热、味甘，是适宜于冬季进补及补阳的佳品；枸杞子含有丰富的胡萝卜素、维生素A、B族维生素、钙、铁等必需营养素。

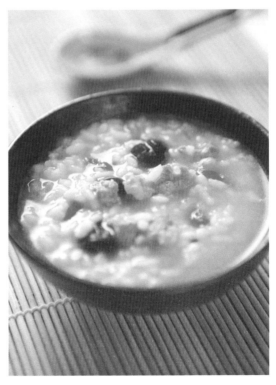

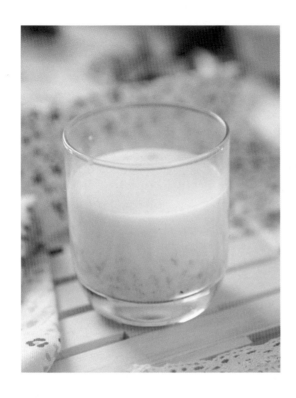

牛奶红薯泥

材料准备

红薯250克，牛奶100毫升。

做法

1. 红薯洗净去皮，切成薄片，放入水中除去涩味。
2. 红薯与适量的水，放入锅中煮开，开锅后再转小火熬软。
3. 红薯趁热磨成泥，加入牛奶略煮即可。

什锦甜粥

材料准备

小米、粳米、绿豆、花生米、核桃仁、红枣、葡萄干各适量。

做法

1. 小米、粳米分别淘洗干净。
2. 绿豆淘洗干净，浸泡半小时。
3. 花生米、核桃仁、红枣、葡萄干分别淘洗干净。
4. 绿豆放入锅内，加少量水，煮至七分熟时，向锅内加入开水，下入粳米、小米、花生米、核桃仁、红枣、葡萄干，搅拌均匀，开锅后改用小火煮烂即可。

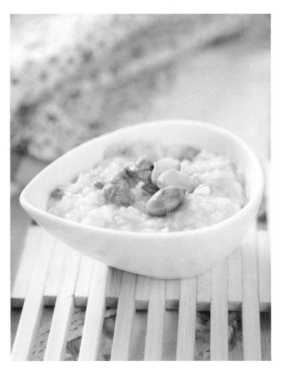

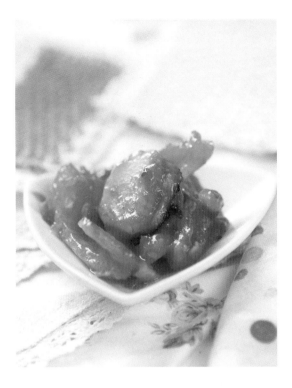

番茄汁茭白

材料准备
茭白3根，番茄2个，汤、植物油、盐、白糖、番茄酱、味精各适量。

做法
1. 茭白去皮洗净，在菜板上拍松，切成长条；番茄洗净，切成瓣。
2. 植物油倒入锅中，旺火烧至七成热，下茭白炸至淡黄色，捞出沥干。
3. 锅中留少许植物油，烧热，放入番茄酱煸炒，加汤、盐、白糖，煮开。
4. 放入番茄瓣和炸过的茭白，加盖用小火焖烧至汤汁浓稠，用味精调味即成。

鲤鱼红豆汤

材料准备
鲤鱼1条，红豆适量，姜丝、盐各少许。

做法
1. 鲤鱼去内脏及鳞，洗净，切块。
2. 红豆洗净。
3. 鲤鱼块和红豆一起入锅煮熟，加入少量盐，放适量姜丝去除鱼腥。
4. 用隔水电炖盅炖1小时即可。若嫌红豆熟得慢，可事先用水煮一下。

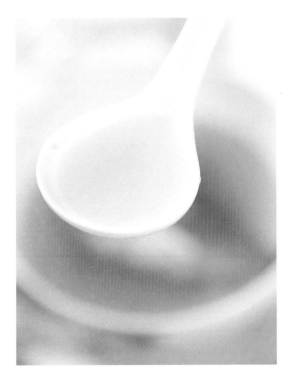

第五节 孕5月：进补的黄金时期

从这个月起，为适应孕育宝宝的需要，准妈妈的基础代谢增加，每天所需的营养也会更多。应保证膳食的均衡，重视加餐和零食的作用。

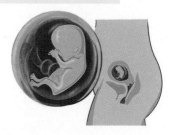

胎儿的发育

胎重 160~300克		胎长 18~25厘米
器 官	这个月，胎儿的循环系统、泌尿系统开始工作。心脏的跳动有所增强，感觉器官开始按照区域迅速发展	
面部五官	此时胎儿的头已占全身长的1/3，耳朵的入口张开，牙床开始形成，头发、眉毛齐备。胎儿的听力和视网膜也形成了	
四 肢	手指、脚趾长出指（趾）甲，并呈现出隆起，胎儿还会用口舔尝、吸吮拇指，手足的运动更加活泼	
胎 动	孕16~20周是刚刚开始能够感知到胎动的时期。这个时候的宝宝运动量不是很大，动作也不剧烈。随着胎儿的成长，胎动会非常频繁	

准妈妈的身体变化

项 目	变 化
体 重	孕吐情形会完全消失，身心处于安定时期。准妈妈最少增加了2千克体重，有些甚至会达到5千克
子 宫	此时可测得子宫底高度在耻骨联合上缘的15~18厘米处
乳 房	乳房比以前膨胀得更为显著

孕5月需要重点补充的营养

●满足热能需要●

孕5月需要的热量比孕前多10%～15%，即每天需要增加200～300千卡（837～1255千焦）的热量。为了满足热量的需要，应注意调节主食的品种，如大米、小米、红薯等，这样才能满足准妈妈与胎儿的健康需要。

●铁●

怀孕期间，准妈妈对铁的需求量会猛增，并且孕周越长，胎儿的发育越完全，需要的铁就会越多。铁的供应量不足，是准妈妈很容易出现的问题。孕期缺铁，会引发缺铁性贫血，从而危害母子健康。动物肝脏是孕期补铁的佳品，而植物性食品中的铁主要含在各种蔬菜、粮食、坚果中。同时要注意维生素C的摄入，以促进铁的吸收。

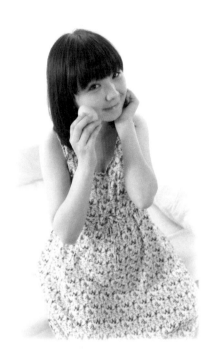

●维生素D和钙●

这段时间准妈妈需要摄入充分的维生素D和钙来帮助胎儿的骨骼生长。鱼类是维生素D的主要来源。如果不爱吃鱼，鸡蛋里也含有维生素D，晒太阳也能制造维生素D，每天晒半个小时就足够了。别忘了做好防晒的工作。

钙对神经传输和肌肉收缩具有很重要的作用，也对牙齿和骨骼健康影响很大。准妈妈要把钙供应给胎儿，促进胎儿骨骼的生长，因此一定要吃足够的含钙食品，尤其是奶制品。

小贴士

随着乳房的胀大，左、右乳头之间的距离开始逐渐变宽，双乳开始向腋下扩展并下垂。准妈妈要每天穿戴胸罩给乳房提供良好的支持；每天用手轻柔地按摩乳房，促进乳腺发育；经常清洗乳头。若乳房出现肿胀甚至疼痛的时候，可以采用热敷、按摩等方式来缓解。

●脂类的补充●

脂类是构成胎儿大脑的重要成分，准妈妈应多吃些富含脂类的食物，如鱼头、芝麻、核桃仁、栗子、香菇、紫菜、虾等。鱼肉中含有两种不饱和脂肪酸，对胎儿的大脑发育非常有益。鱼油相对集中在鱼头，因此准妈妈可适量吃鱼头。

🔆 孕5月吃什么、怎么吃

•多吃鱼•

鱼肉含有丰富优质蛋白质，还含有两种不饱和脂肪酸，即二十二碳六烯酸（DHA）和二十碳五烯酸（EPA）。这两种不饱和脂肪酸对大脑的发育非常有好处。

这两种物质在鱼油中含量要高于鱼肉，而鱼油又相对集中在鱼头内。所以，孕期准妈妈适量吃鱼头，有益于胎儿大脑分区发育。

•粗细搭配•

大米和面食可以提供胎儿迅速生长需要的热量。而且面食中含铁多，肠道吸收率也高。同时搭配一些小米、玉米面、燕麦等杂粮，不但有利于营养的吸收，还可以刺激胃肠蠕动，缓解便秘症状。

•均衡饮食•

食物种类	营养功效
200～250毫升的牛奶	可补充优质的蛋白质和钙质
1枚鸡蛋	鸡蛋的蛋白质最易被人体吸收，且富含卵磷脂
250～400克大米、小米等	可给人体提供能量和B族维生素
500克蔬菜，其中绿色蔬菜250克，红黄蔬菜250克	可给人体提供维生素、无机盐和膳食纤维
1～2个水果	可给人体提供果糖、果胶、维生素、无机盐和纤维素
100克豆制品	可给人体提供优质的植物蛋白质
100克左右的肉制品，鸡、鸭、鱼、猪、牛肉等都可以	可给人体提供优质的动物蛋白质
调味品	可给人体提供维生素、无机盐
每天喝6～8杯水，即1200～1500毫升	可促进身体的新陈代谢

孕5月不可以这么吃

• 有兴奋作用的食物 •

准妈妈大量饮用含咖啡因的饮料和食品，会出现恶心、呕吐、头痛、心跳加快等症状，还会通过胎盘进入胎儿体内，影响胎儿发育。茶叶含有较丰富的咖啡因，会增加准妈妈的心、肾负担，不利于胎儿的健康发育。

• 过量吃甜食 •

糖类等在人体内的代谢会消耗大量的钙，孕期钙的缺乏，会影响胎儿牙齿、骨骼的发育。过多食用巧克力也不好，这样会使准妈妈产生饱腹感而影响食欲，结果身体胖了，而必需的营养素却缺乏了。

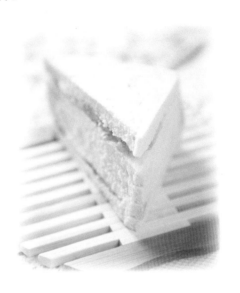

• 含有添加剂的食品 •

罐头食品含有的添加剂，是导致畸胎和流产的危险因素，所以准妈妈要远离罐头食品。油条在制作过程中添加的明矾，是一种含铝的无机物，铝可以通过胎盘侵害胎儿。

• 饮料 •

研究表明，白开水是补充人体水分的最好物质，非常有利于人体吸收，而各种饮料含有较多的糖及其他添加剂。准妈妈若经常喝饮料，不仅会影响消化和食欲，还会影响肾功能，给腹中的胎儿带来不良影响。因此，准妈妈应多喝白开水。

小贴士

这个月，胎儿生长发育迅速，快速增大的子宫可能会对准妈妈的健康产生一定影响。同时，这个月要特别留意胎儿的发育情况，防止发育迟缓。

准妈妈一日餐单建议

早　餐	番茄鸡蛋面1碗，酱猪肝少许
加　餐	酸奶1杯，坚果类适量
午　餐	米饭100克，木耳娃娃菜100克，清炒蚕豆50克，糖醋排骨适量
加　餐	桃子1个，坚果适量
晚　餐	奶酪烤鸡翅50克，腊肠炒荷兰豆100克，红薯汤1碗，米饭适量

一周饮食搭配示例

	早　餐	午　餐	晚　餐
周　一	金银卷、牛奶、黄瓜蘸酱、苹果	米饭、炖羊肉条、青豆炒虾仁、海米海带汤	二米饭、盐水毛豆、猪肝炒芹菜
周　二	牛奶、无水蛋糕、水果羹	煮玉米、米饭、锅煸番茄	烙饼、牛肉烧豆角、海带骨头汤
周　三	豆浆、馒头、拌海带丝	紫米饭、凉拌茄条、冬瓜炖羊肉	饺子、熏干小白菜、牛奶豆腐
周　四	馄饨、水果、牛奶	米饭、炒豆腐皮、清蒸鲫鱼	紫米粥、牛奶丸子西蓝花、水果沙拉
周　五	牛奶、蛋黄派、水果	米饭、油爆虾丁、菠菜汤	猪肝粥、炒小白菜粉
周　六	牛奶、吐司、番茄酱	米饭、肉炒蒜苗、炒鸭肝	煮玉米、二米粥、烧鱼丁
周　日	馄饨、酸辣竹笋、水果	米饭、芙蓉鸡片、牛肉炖柿子	银耳粥、莲蓉包、水果羹

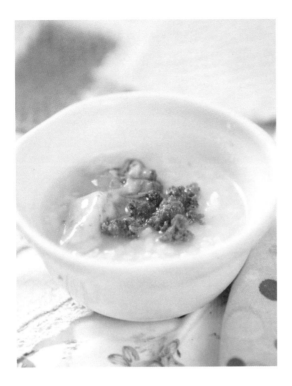

牡蛎粥

材料准备

糯米30克，牡蛎肉50克，猪肉50克，料酒、盐、蒜末、葱末、胡椒粉各适量。

做法

1. 糯米淘洗干净；牡蛎肉清洗干净；猪肉切成细丝。
2. 糯米下锅，加水烧开，待糯米稍煮至开花时，加入猪肉丝、牡蛎肉、料酒、盐一同煮成粥，将熟时加入蒜末、葱末、胡椒粉调匀，即可食用。

虾米粥

材料准备

虾米30克，粳米100克。

做法

1. 虾米用温水浸泡半小时。
2. 粳米加水如常法煮粥。
3. 半熟时加入虾米，到虾米粥稠时即可食用。

> 本粥含有丰富的蛋白质、钙、磷等营养素，中医认为有补肾、益精、壮阳、通乳等作用。

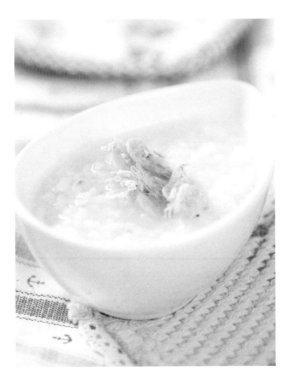

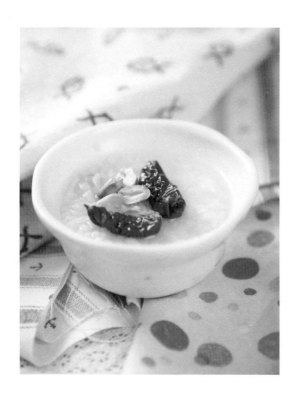

花生红枣粥

材料准备

花生仁、红枣各50克，糯米100克，冰糖10克。

做法

1. 花生仁浸泡2小时；红枣去核洗干净。
2. 花生仁、红枣和淘洗干净的糯米一起下锅熬成粥，等到粥黏稠后加入冰糖，稍微煮一下即可食用。

海米拌油菜

材料准备

油菜250克，海米25克，香油1大匙，盐1/2小匙。

做法

1. 油菜择洗干净，切成3厘米长的段。
2. 油菜放入开水锅内焯一下，捞出沥去水分，加入盐拌匀，盛入盘内。
3. 海米用开水泡发，切成粒，放在油菜上，加入香油，拌匀即可食用。

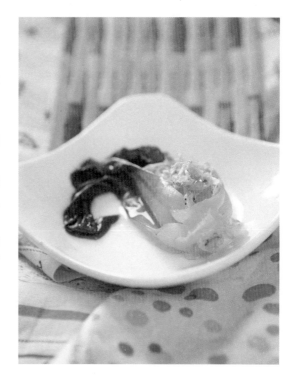

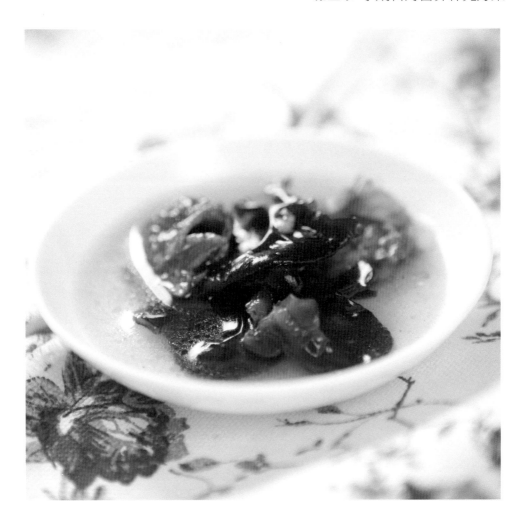

鱼头木耳汤

材料准备

鱼头1个，冬瓜300克，油菜200克，木耳100克，料酒、白糖、盐、葱段、姜片、鸡精、胡椒粉、植物油各适量。

做法

1. 鱼头洗净，在颈肉两面划两刀，抹上盐；冬瓜切片；油菜片成薄片；木耳择洗干净。

2. 炒锅上火，倒入植物油烧热，把鱼头沿锅边放入，煎至两面呈黄色时，烹入料酒，加盖略焖，加白糖、盐、葱段、姜片、水，用大火烧沸，盖上锅盖，用小火炖20分钟，汤汁呈乳白色而浓稠时，放入冬瓜片、木耳、油菜片，加入鸡精、胡椒粉，烧沸出锅装盘即可。

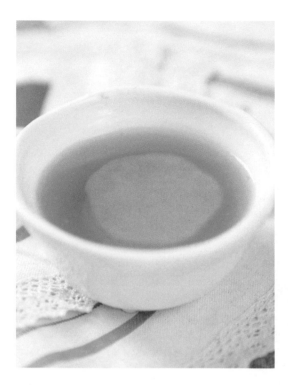

红薯汤

材料准备

红薯200克，蜂蜜或冰糖适量。

做法

1. 红薯洗净、削皮、切块。
2. 锅中加入适量水，将红薯放入锅中煮。
3. 水开后，用小火再慢煮约15分钟。
4. 待红薯变软后，关火，可根据自己的口味加入蜂蜜或冰糖调味。

> 红薯富含膳食纤维，有通便作用，通便的同时能去除体内的毒素，有便秘症状的准妈妈可以经常吃一些。

排骨蘑菇汤

材料准备

排骨500克，蘑菇100克，番茄100克，料酒、盐各适量。

做法

1. 排骨用刀背拍松，加适量盐、料酒腌约15分钟；番茄、蘑菇洗净，切片。
2. 锅中加适量水，烧开后放入排骨，撇去浮沫，加入适量料酒，用小火煮约30分钟。
3. 倒入蘑菇片再煮10分钟，放盐调味后，加入番茄片，煮沸即可食用。

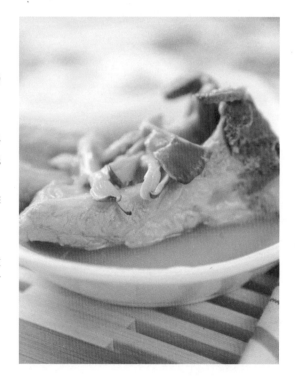

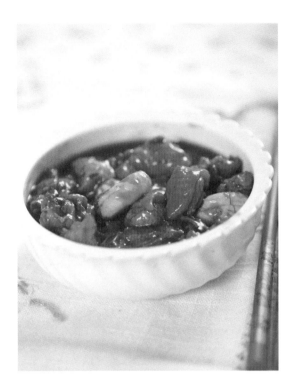

板栗焖鸡块

材料准备

鸡肉250克，板栗100克，姜、葱白、酱油、盐、鸡精、绍酒、白糖、植物油适量。

做法

1. 鸡肉剁成小块，加酱油、绍酒腌制10分钟；板栗去壳和膜。

2. 锅上火烧热放油，投入生姜、葱白煸香，倒入鸡块炒至水分将干。

3. 加入酱油、盐、白糖、绍酒和水，淹过鸡块，大火烧沸，撇去浮沫，改小火焖10分钟，放入板栗，继续焖至肉烂栗酥，旺火收汁，加入鸡精，即可装盘。

番茄煎蛋

材料准备

番茄300克，鸡蛋3枚，鸡精1克，盐2克，植物油20克。

做法

1. 鸡蛋打入碗内，加少许盐，调成蛋液；番茄用开水烫后，撕皮切片。

2. 炒锅放油烧至六成热时，倒入蛋液，煎熟，加番茄片翻炒片刻，加盐及鸡精调味即可。

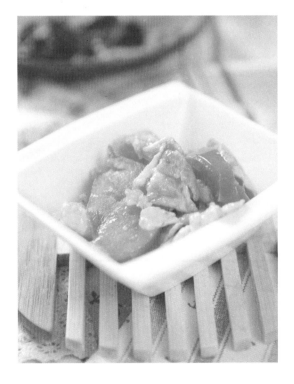

延伸阅读：如何监测胎心及胎动

胎动是胎儿宫内情况的晴雨表。胎动的次数、快慢、强弱等可以提示胎儿的安危。胎动正常表示胎盘功能良好，输送给胎儿的氧气充足，胎儿发育健全，小生命在子宫内愉快健康地生长着。胎动异常，则表示胎盘功能减弱或胎儿宫内缺氧，准妈妈不可掉以轻心。

●胎心监测前的注意事项●

胎心监测检查是利用超声波对胎儿在宫内的情况进行监测。准妈妈不要选择饱食后或饥饿时进行胎心监测，因为此时胎儿不喜欢活动，最好在做监测1小时前吃一些食物。进行胎心监测时，最好选择一天当中胎动最为频繁的时段进行，以避免不必要的重复。准妈妈在做胎心监测时，要选择一个舒服的姿势进行。

●胎心监测的目的●

胎心监测是通过信号描记瞬间的胎心变化所形成的监测图形的曲线，可以了解胎动时、宫缩时胎心的反应，以推测宫内胎儿有无缺氧。

●B超检查●

B超检查一般是针对有特殊状况的准妈妈，只能在医院进行。

小贴士

准妈妈在做胎心监测时应选取一个最舒服的姿势，比如半卧位或是坐位。胎心监测主要是两条线，上面一条是胎心率，正常情况下波动在120～160次/分；下面一条表示宫内压力，在宫缩时会增高，随后会保持在20毫米汞柱左右。

●**如何数胎动**●

在怀孕的16～20周，大多数准妈妈都会感受到胎动。像一种轻柔的敲击，又像是肚子里咕噜咕噜地冒气泡。当孕期满24周时，就该数胎动了。准妈妈在心情平稳的情况下平躺，胎心音如钟表的"嘀嗒"声。

●**胎动监测的方法**●

数胎动

如果12小时胎动次数大于30次，为正常；如果12小时胎动次数少于10次，属于胎动减少，就应该仔细查找原因，必要时要到医院进行胎心监测。数胎动的方法既简单又方便，准确率也比较高，大多数的医生都会推荐准妈妈使用这种方法。

> **→ 听胎心数胎动的具体方法**
>
> 6个月时，以与肚脐平齐为基准，左、右、下方各15～20厘米转移。
>
> 7～8个月时，听胎心的位置先腹部的左、右下方，然后左、右、上方，再左、右、中。100～120次/分，轻度过缓；160～180次/分，轻度过速。
>
> 8～9个月，胎动很重要。上午8～12时，慢而均匀。下午2～3时最少。晚上最多、最活跃，此时胎教效果显著。数胎动时应取卧位或坐位，思想集中，可记录在纸上，以免遗漏。若连续胎动或在同一时刻感到多处胎动，算作一次，等胎动完全停止后，再接着数。

一般来说，在正餐后卧床或坐位计数，每日3次，每次1小时。每天将早、中、晚各1小时的胎动次数相加乘以4，就得出12小时的胎动次数。如果12小时胎动次数大于30次，说明胎儿状况良好，如果为20～30次应注意次日计数，如果小于20次要告诉医生，做进一步检查。当怀孕满32周后，每次应将胎动数做记录，产前检查时请医生看看，以便及时指导。

当胎儿已接近成熟，生后能够存活时，记数胎动尤为重要。如果1小时胎动次数为4次或超过4次，表示胎儿安适；如果1小时胎动次数少于3次，应再数1小时，如果仍少于3次，则应立即去产科看急诊以了解胎儿情况。

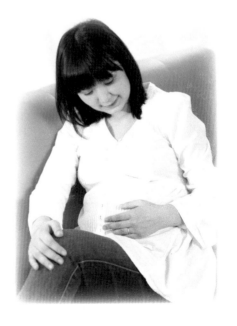

第六节 孕6月：胎儿大脑发育的第二个高峰

进入这个月，准妈妈和胎儿的营养需要猛增。为预防贫血，准妈妈要注意对铁元素的摄入，并保证营养的全面均衡。由于准妈妈会比之前更容易感到饿，少食多餐是这一时期饮食的明智之举。

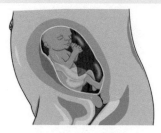

胎儿的发育

胎重　300~800克		胎长　25~28厘米
器　官	本月胎儿已经能够听到声音了，呼吸系统也正在快速地建立，宝宝在这时候还会不断地吞咽	
面部五官	此时的胎儿就像一个小老头，皮肤是皱的，红红的。眉毛和眼睑清晰可见。牙齿在这时也开始发育了，主要是恒牙的牙胚在发育	
四　肢	胎儿的体重不断增加，骨骼更结实。身上覆盖了一层白色的、滑腻的物质——胎脂。胎儿在子宫羊水中游泳并会用脚踢子宫壁，羊水因此而发生震荡。手指和脚趾也开始长出指（趾）甲	
胎　动	胎动越来越剧烈，胎儿有时会猛踢子宫壁	

准妈妈的身体变化

项　目	变　化
体　重	体重越来越重，大约以每周增加250克的速度在迅速增长
子　宫	子宫进一步增大，子宫底已高达脐部
乳　房	乳房越发变大，乳腺功能发达

小贴士

随着胎儿增大，所需的营养也需要增加。本月的营养重点是补铁，如果准妈妈不需要通过药物补铁，那么要保证多吃含铁的食物。

❂ 孕6月需要补充的重点营养

• 保证摄取足量的优质蛋白质 •

孕中期是母体和胎儿发育的快速时期，尤其是胎儿脑细胞分化发育的第二个高峰。准妈妈每日应在原基础上增加15克蛋白质，一半以上应为优质蛋白质，来源于动物性食品和大豆类食品。

• 增加维生素的摄入量 •

孕中期由于热量的增加，物质代谢增强，相应地需要增加B族维生素和烟酸的摄入量。为了防止巨幼细胞贫血的发生和胎儿发生神经管畸形，维生素B_{12}和叶酸的摄入量亦需增加。为了胎儿骨骼的发育，维生素A和维生素C需要量都需加大。为此，孕中期准妈妈应在主食中加粗、杂粮，经常食用动物内脏，多食用新鲜蔬菜和水果。

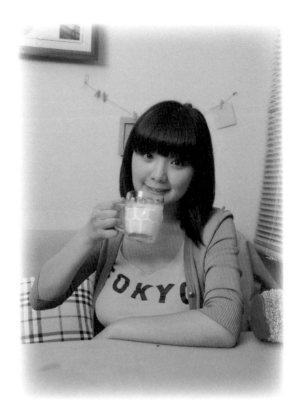

• 多吃无机盐和微量元素丰富的食物 •

准妈妈应多选用富含钙、铁、锌的食物，有些地区还要注意碘的供给。孕中期应每日饮奶，经常食用动物肝脏、水产品。植物性食品首选豆制品和绿叶蔬菜。

• 继续补充铁 •

对于贫血，准妈妈不可掉以轻心。在这个月，准妈妈的循环血量增加，容易出现生理性贫血。因此，继续补充含铁丰富的食物对准妈妈来说很重要。含铁丰富的食物有动物肝脏、蛋类、瘦肉、木耳、黑芝麻等。

小贴士

孕6月了，准妈妈开始笨拙起来，身体重心前移，可能还发现原来凹进去的肚脐开始变得向外突出了。所以，准妈妈走路时要特别小心。

⚪ 孕6月吃什么、怎么吃

·奶、豆制品·

牛奶、酸奶富含钙，还有蛋白质，有助于保持胃肠道健康。有些准妈妈有素食的习惯，为了获得足够的蛋白质，就只能从豆制品中获得孕期所需的营养。

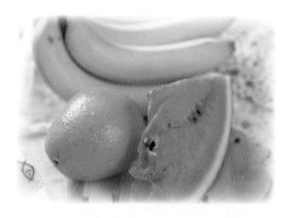

·水果·

水果种类很多，经济而又实惠的柑橘，尽管90%都是水分，但富含维生素C、叶酸和大量的纤维，可以帮助准妈妈保持体力，防止因缺水造成的疲劳。香蕉能很快地提供能量，帮助准妈妈克服疲劳。

·瘦肉·

因为瘦肉富含铁，并且易于被人体吸收。怀孕时准妈妈血液总量会增加，为的是保证供给胎儿足够的营养，因此准妈妈对铁的需要就会成倍增加。如果体内储存的铁不足，准妈妈会感到极易疲劳，通过饮食特别是瘦肉补充足够的铁就极为重要。

·蔬菜·

做西餐沙拉时不要忘记加入深颜色的莴苣，颜色深的蔬菜往往意味着维生素含量高。甘蓝是很好的钙来源，准妈妈可以随时在汤里或是饺子馅儿里加入这类新鲜的蔬菜。

·干果·

花生之类的坚果，富含有益于心脏健康的不饱和脂肪酸。但是因为坚果的热量和脂肪含量比较高，因此每天应控制摄入量在30克左右。杏脯、干樱桃等干果，方便、味美又可以随身携带，可随时满足准妈妈想吃甜食的欲望。

小贴士

避免饮用含咖啡因的饮料，临睡前不要喝过多的水；养成有规律的睡眠习惯，睡前不要做剧烈运动；最好选择左侧卧位睡觉，供给胎儿较多的血液，胎儿在妈妈肚子里就会更舒服，同时也会保证妈妈睡得舒服。

几种最适合孕期的零食

除了正餐外，准妈妈可适当吃点零食，以满足每天所需的热量和蛋白质。以下推荐几种最适合孕期的零食：

●栗子●

具有益气补脾、健胃厚肠、强筋健骨的功效，常吃有利于胎儿骨骼的发育成熟。但栗子"生极难化，熟易滞气"，因此不可食用太多。

●核桃仁●

能补脑健脑，提高机体的抵抗力。准妈妈常吃核桃仁，可促进胎儿的大脑发育。

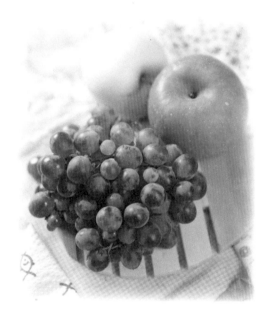

●花生●

素有"长生果"之美称，有和胃健脾、滑肠润肺的作用。由于其热量较高，每次食量不宜超过20克。

●苹果●

具有生津止渴、养心益气、健脾益胃的功效。准妈妈每天吃个苹果不仅对身体有好处，还可改善孕期抑郁情绪。

●葡萄●

补肝肾、益气血，并可预防孕期贫血与水肿，但患有妊娠糖尿病的准妈妈禁食。

●奶酪●

被誉为"乳品中的黄金"，是含钙最多的奶制品，而且这些钙很容易吸收。对于准妈妈来说，它是最好的补钙食品之一。由于其所含的能量较高，每次食用不宜超过20克。

小贴士

这时胎儿不仅具有听的能力，而且还能对听到的声音做出不同的反应。给孩子起个名字，父母每当和胎儿对话时，先呼唤他的名字，当胎儿出生后再去呼唤，婴儿回忆起这熟悉的呼唤以后，可产生一种特殊的安全感。

💡 如何预防便秘

便秘一直困扰着现代人，准妈妈的便秘问题尤应注意和防范。准妈妈应定期到医院检查，发现胎位不正应及时纠正，以免下腔静脉受压导致回流受阻而患痔疮，给排便带来严重影响。在日常生活中，准妈妈需注意以下几方面：

• 添加蔬果杂粮 •

准妈妈往往因进食过于精细而排便困难，因此要多食含膳食纤维多的蔬菜、水果和粗杂粮，如芹菜、萝卜、瓜类、苹果、香蕉、梨、燕麦、杂豆、糙米等。定时进食，切勿暴饮暴食。平时多喝水，坚持每天清晨喝一大杯温开水，这样有助于清洁和刺激肠道蠕动，使大便变软而易于排出。

• 晨起定时排便 •

定时排便，在晨起或早餐后如厕。由于早餐后结肠推进动作较为活跃，易于启动排便，故早餐后一小时左右为最佳排便时间。不要忽视便意，更不能强忍不便。更为重要的是蹲厕时间不能过长，否则不仅使腹压升高，还给下肢回流带来困难。最好采用坐厕排便，便后用免蹲洗臀盆清洗会阴部和肛门，既卫生，又避免长久下蹲增加腹内压。

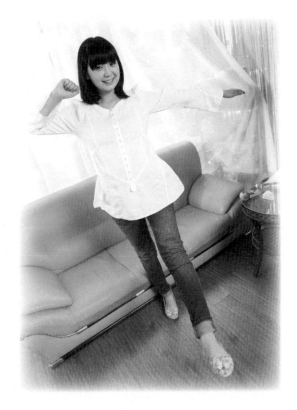

• 适量运动锻炼 •

适量运动可以加强腹肌收缩力，促进肠胃蠕动和增加排便动力。但是采用揉腹按摩促进排便的方法是不可取的。

• 保持身心愉快 •

合理安排工作和生活，保证充分的休息和睡眠，保持良好的精神状态和乐观的生活态度。准妈妈不要因呕吐不适而心烦意乱，烦躁的心态也可导致便秘。不妨多做一些感兴趣的事，比如欣赏音乐、观花、阅读等，尽量避免不良的精神刺激。

○ 准妈妈一日餐单建议

早　餐	牛奶200毫升，全麦面包100克，鸡蛋1个
加　餐	香蕉1根，坚果适量
午　餐	米饭100克，西芹炒百合100克，胡萝卜土豆炖牛肉100克，紫菜蛋花汤1碗
加　餐	橙子1个，坚果适量
晚　餐	京酱肉丝50克，蘑菇烧豆腐100克，炒青菜100克，米饭适量

○ 一周饮食搭配示例

	早　餐	午　餐	晚　餐
周　一	牛奶、红糖包、水果	米饭、黄豆烧猪蹄、扒三白	大米粥、猪肉包子、鸭蛋
周　二	豆腐脑、馒头片、海带丝	米饭、手把羊肉、炒黄豆芽雪菜	鸡汤面、生菜沙拉
周　三	牛奶、面包、水果	二米饭、虾子豆腐羹、韭菜炒豆芽	二米粥、蒸饼、皮蛋豆腐
周　四	牛奶、烤肠、圣女果	米饭、南烧虾丁、洋葱烧海参	冬瓜干笋虾丸、扬州炒饭
周　五	大米粥、花卷、豆腐脑	米饭、馒头、鱼香两样、乌鸡汤	八宝粥、炒肉白菜粉
周　六	酸奶、面包、水果	米饭、酱爆鸡丁、香菇油菜	米粥、醋烹土豆
周　日	牛奶、面包、香肠	米饭、洋葱炒猪肝、清蒸茄子	小米粥、火腿炒鸡蛋、水果

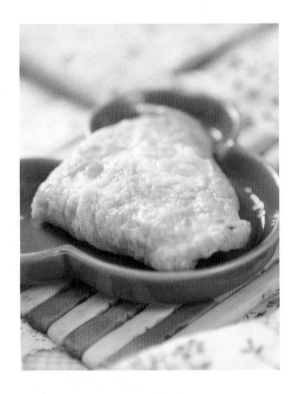

土豆鸡蛋卷

材料准备

鸡蛋1个，土豆200克，牛奶15毫升，植物油、黄油、盐各适量。

做法

1. 土豆煮熟；把鸡蛋打碎，放入黄油、盐调好。
2. 煮熟的土豆捣碎，并用牛奶、黄油拌匀。
3. 调好的鸡蛋糊用植物油煎成鸡蛋饼，然后把捣碎的土豆泥放在上面即可。

香菇油菜心

材料准备

香菇50克，油菜心10根，酱油、白糖、味精、水淀粉、植物油各适量。

做法

1. 香菇用温水浸泡后，剪去根，反复清洗干净，挤去水分。
2. 锅内放植物油烧热，然后放入香菇、油菜心略煸炒一下，再加入酱油、白糖，加盖烧煮入味。
3. 加入味精，用水淀粉勾芡，淋油，盛在煸炒过的菜心上面即可。

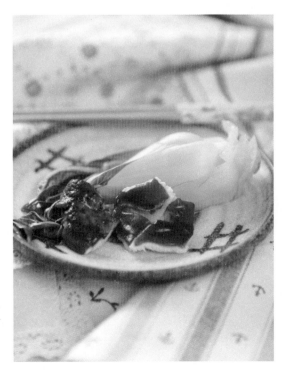

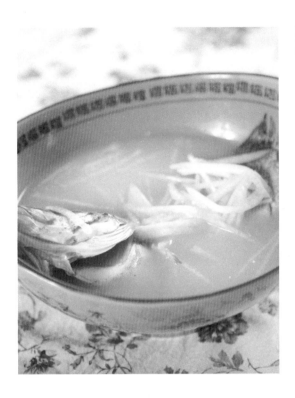

冬瓜鲤鱼汤

材料准备

冬瓜200克，鲤鱼1条，姜、绍酒、植物油、盐、胡椒粉、汤各适量。

做法

1. 嫩冬瓜去皮、籽，切成丝；鲤鱼处理干净；姜切丝。
2. 锅内烧油，投入鲤鱼，用小火煎透，下入姜丝，加入绍酒，注入适量汤，煮至汤汁发白。
3. 加入冬瓜丝，调入盐、胡椒粉，续煮7分钟即可食用。

蔬菜沙拉

材料准备

卷心菜200克，番茄80克，黄瓜60克，青椒30克，白皮洋葱30克，植物油、盐、柠檬汁、蜂蜜各适量。

做法

1. 所有材料洗净；卷心菜、番茄、黄瓜切片；青椒、白皮洋葱切成环形片。
2. 切好的材料拌匀，放在盘子里。
3. 植物油、盐、柠檬汁、蜂蜜混合，搅拌均匀，淋在蔬菜上即可。

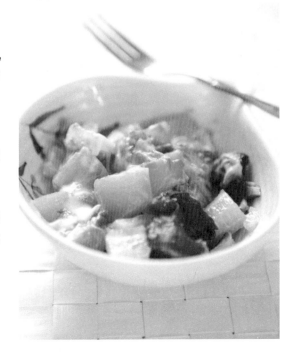

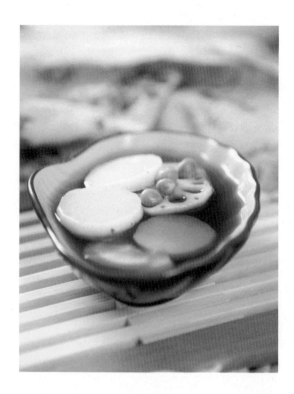

山药烧胡萝卜

材料准备

山药200克，胡萝卜40克，莲藕30克，香菇50克，豌豆30克，葱末、高汤、酱油、盐各适量。

做法

1. 山药切成块状；胡萝卜、莲藕切片；香菇切开。
2. 油热后用葱末炝锅，将全部原料倒入煸炒。
3. 加入高汤、酱油、盐、葱末调味，煮熟即可。

> 胡萝卜含有大量胡萝卜素，有补肝明目的作用；山药味甘、性平，入肺、脾、肾经；不燥不腻，是孕妇滋补佳品。

奶油烩白菜

材料准备

大白菜300克，牛奶60毫升，火腿、盐、味精、水淀粉、汤、植物油各适量。

做法

1. 火腿切成末。
2. 大白菜洗净，切成4厘米长小段；将锅中的植物油烧至五六成热，倒入大白菜翻炒一下后捞出。
3. 锅刷净后再次放在火上，倒入汤、牛奶，加盐、味精烧沸，再倒入大白菜烧3分钟，水淀粉勾芡，撒入火腿末，淋油装盘即成。

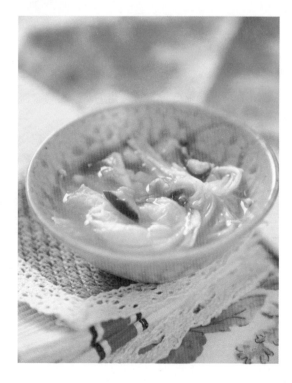

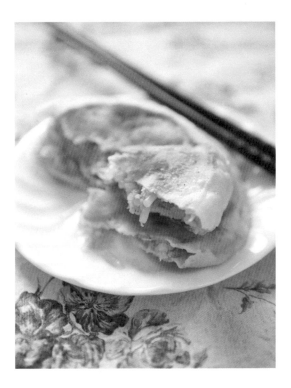

牛肉萝卜丝饼

材料准备

白萝卜、面粉各150克，牛肉100克，姜末、葱末、盐、植物油各适量。

做法

1. 白萝卜洗净，切丝，用油翻炒至五成熟。
2. 牛肉剁碎，加白萝卜丝、姜末、葱末、盐调成馅儿。
3. 面粉加水和成面团，揪成面剂，擀成薄片，包入白萝卜馅，制成夹心小饼。
4. 锅置火上倒植物油烧热，放入小饼烙熟即可。

木耳娃娃菜

材料准备

娃娃菜200克，干木耳15朵，姜片、生抽、白糖、盐、植物油各适量。

做法

1. 干木耳泡软后去掉硬根，撕成小块，用沸水焯2分钟；娃娃菜洗净，切片。
2. 锅内倒植物油烧热，倒入姜片炒香后，加入娃娃菜翻炒。
3. 待叶片变软后倒入木耳块，淋生抽，加盐、白糖，炒匀即可。

> 此菜具有预防孕期贫血、缓解便秘的功效。

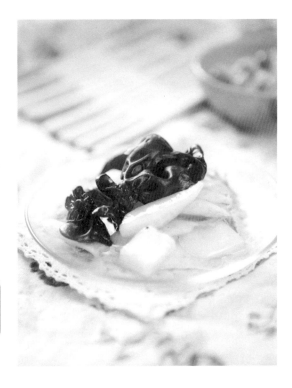

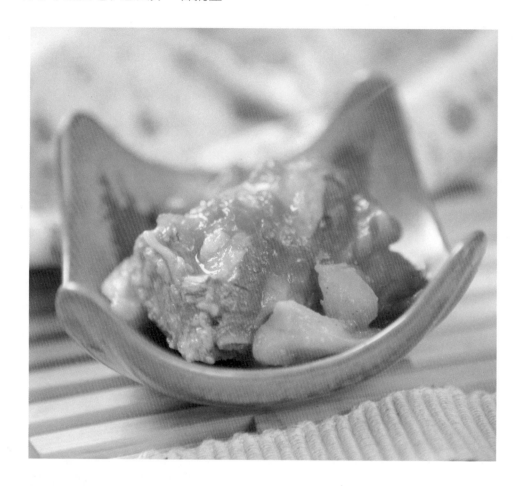

茄汁焗排骨

材料准备

排骨300克，土豆2个，番茄200克，盐、胡椒粉、洋葱、蒜片、姜片各少许，料酒、生抽、植物油各1匙。

做法

1. 锅放冷水，下排骨、姜片，放料酒，烧至沸腾撇去浮沫，再滚5分钟左右，捞起，用热水洗净。

2. 土豆切块；番茄切成小粒；洋葱切成小粒。

3. 土豆炸成金黄色，捞起滤油；将排骨过一遍油。

4. 锅热放油，再放洋葱粒和蒜片爆香；放排骨、番茄粒、水、料酒，水没过排骨，盖上盖子，中火烧20~30分钟。

5. 煮到排骨较软了，放盐、生抽、胡椒粉；倒入土豆块，和排骨一起烧至土豆熟透；开大火收汁，即可食用。

延伸阅读：关于准妈妈的睡姿

怀孕后，准妈妈每天晚上总是找不到自在的姿势睡觉。侧得太厉害了，怕压着宝宝；侧一点点，准妈妈又不太舒服；平躺又觉得喘气不舒服，几番折腾天都亮了……为了应对失眠，睡个好觉，准妈妈平时要有规律的作息时间，睡眠也要定时定量，因此准妈妈的睡姿至关重要。

● 孕期各阶段适宜睡姿 ●

准妈妈睡眠的姿势与母子健康关系十分密切，但也不要因为"准妈妈应该采取左侧卧位睡眠"，而降低了睡眠质量。其实准妈妈注意一些睡姿细节，保证好睡眠就够了。

时　间	适宜睡姿	内　容
孕早期	随意	早期准妈妈的睡眠姿势可随意，采取舒适的体位即可，如仰卧位、侧卧位
孕中期	侧卧或仰卧	这个时期应注意保护腹部。若准妈妈羊水过多或双胎妊娠，采取侧卧位睡姿较为舒适。若准妈妈感觉下肢沉重，可采取仰卧位，用松软的枕头稍抬高下肢
孕晚期	左侧卧位	这个时期最好采取左侧卧位。下腔静脉位于腹腔脊柱的右侧，若准妈妈右侧卧，子宫会压迫下腔静脉，血管受到牵拉，从而影响胎儿的正常血液供应

● 睡姿经验谈 ●

1. 当躺下休息时，要尽可能采取左侧卧位。这样可减少增大的子宫对腹主动脉、下腔静脉和输尿管的压迫，增加子宫血流的灌注量和肾血流量，减轻或预防妊娠期高血压疾病的发生。

2. 感到舒服的睡眠姿势是最好的姿势，不要因为不能保持左侧卧位而烦恼。每个人都有自我保护能力，准妈妈也一样。如果仰卧位压迫了动脉，回心血量减少导致供血不足，准妈妈会在睡眠中改变体位，或醒过来。

3. 使用一些辅助睡眠的用品，如侧卧睡垫和靠垫。孕晚期准妈妈的腰部会承受较大的压力，所以需要特别的保护。舒适靠垫和睡垫，可以贴合准妈妈腰部的曲线，而且可以按摩腰部，减轻腰部压力，缓解腰部不适。

第七节 孕7月：营养冲刺，加油吃

这个月，准妈妈要保证充足、均衡的营养，充分摄取蛋白质，饮食以清淡为佳，减少盐分的摄入，以免出现肢体水肿、妊娠期糖尿病、妊娠期高血压疾病等病症。

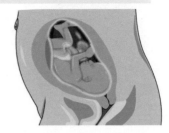

胎儿的发育

胎重 800~1200克		胎长 28~38厘米
器 官	气管和肺部还未发育成熟，但呼吸动作已相当明显。男孩的阴囊明显，女孩的小阴唇、阴核已清楚地突起	
面部五官	胎儿的上下眼睑已形成，鼻孔开通，大脑及眼睛、耳等感觉器官已发育成熟	
四 肢	胎儿的四肢已经相当灵活，可在羊水里自如游泳，胎位不能完全固定，还可能出现胎位不正	
胎 动	随着空间越来越小，胎动也在减弱。准妈妈腹部出现不同于胎动的阵发性跳动，实际上就是胎儿在打嗝	

准妈妈的身体变化

项 目	表 现
体 重	准妈妈体重迅速增加，每周可增加500克
子 宫	宫底上升到脐上1~2横指，子宫高度为24~26厘米
妊娠纹	肚子上、乳房上会出现一些暗红色的妊娠纹，从肚脐到下腹部的竖向条纹也越加明显
其他变化	呼吸变得急促起来，活动时容易气喘吁吁。心脏负担逐渐加重，血压开始升高。腹部已明显凸出，并伴有腰酸背痛的感觉，睡眠质量也变差了

孕7月需要重点补充的营养

•补充卵磷脂•

卵磷脂能保证胎儿脑组织的健康发育，是非常重要的益智营养素。若孕期缺乏卵磷脂，就会影响胎儿大脑的正常发育，准妈妈也会出现心理紧张、头昏、头痛等不适症状。含卵磷脂多的食物有坚果、谷类、动物肝脏等。

•给足钙和磷•

胎儿牙齿的钙化速度在孕晚期增快，到出生时全部乳牙就都在牙床内形成了，第一恒牙也已钙化。如果此阶段饮食中钙磷供给不足，就会影响今后宝宝牙齿的生长。所以准妈妈要多吃含钙、磷的食物。富含钙的食物有牛奶、蛋黄、海带、虾皮、银耳、大豆等，富含磷的食物有动物瘦肉、肝脏、奶类、蛋黄、虾皮、大豆、花生等。

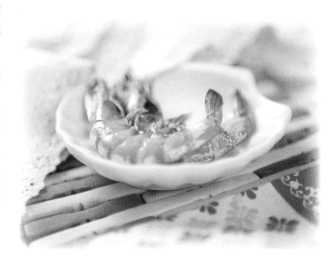

•补充钙与维生素E•

胎儿的皮肤和生殖器的发育处在重要阶段，准妈妈体内钙的水平较低，有可能会出现抽筋的现象。因此，准妈妈应在保证全面营养的同时，注意补充钙和维生素E，可多吃点大豆、牛奶、玉米、胡萝卜等。

•孕晚期铁元素至关重要•

胎儿在最后的3个月储铁量最多，足够出生后3~4个月造血的需要。如果此时储铁不足，在婴儿期很容易发生贫血。准妈妈若在此时因缺铁而贫血，就会头晕、乏力、心悸、疲倦等，分娩时子宫会收缩无力、滞产及感染等，并对出血的耐受力差。所以，在孕晚期一定要注重铁元素的摄入量，每天应达到35毫克。铁主要存在于动物肝脏、瘦肉和海鲜中。增加动物性食品摄入量的同时，要多吃富含维生素C的水果、蔬菜，可促进铁的吸收。

孕7月吃什么、怎么吃

孕晚期，如果准妈妈营养摄入不合理，或者是摄入过多，就会使胎儿长得太大，出生时造成难产。所以，这时的准妈妈饮食要以量少、丰富、多样为主。

从第7个月开始，胎儿的身体长得特别快，胎儿的体重主要是在这个时期增加的。

主要特点为大脑、骨骼、血管、肌肉都在此时完全形成，各个脏器发育成熟，皮肤逐渐坚韧，皮下脂肪增多。若准妈妈营养摄入不合理，或者摄入过多，就会使胎儿长得太大，出生时造成难产。所以一定要合理安排这段时期准妈妈的饮食。

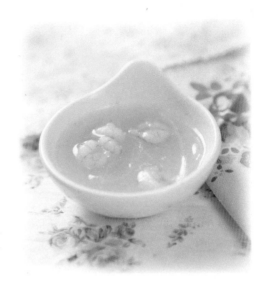

●饮食要以量少、丰富、多样为主●

饮食要以量少、丰富、多样为主，一般采取少吃多餐的方式进餐，要适当控制进食的数量，特别是高蛋白、高脂肪食物。如果此时不加限制，过多地吃这类食品，会使胎儿生长过大，给分娩带来一定困难。

小贴士

丈夫在情绪胎教中负有特殊的使命，应了解怀孕会使妻子产生的一系列生理、心理变化，应加倍爱抚、安慰、体贴妻子，做她有力的心理支柱。尽可能使妻子快乐，多做美味可口的食物。创造美好的生活环境，使生活恬静，谈吐幽默诙谐，双双憧憬美好的未来，这是做父亲给自己孩子的第一份美好的礼物。

●饮食的调味宜清淡些●

脂肪性食物里含胆固醇量较高，过多的胆固醇在血液里沉积，会使血液的黏稠度急剧升高，血压升高，严重的还会出现高血压脑病，如脑出血等。饮食的调味宜清淡些，少吃过咸的食物，每天饮食中的盐量应控制在7克以下，不宜大量饮水。

●应选体积小、营养价值高的食物●

避免吃体积大、营养价值低的食物，如土豆、红薯，以减轻胃部的胀满感。特别应摄入足量的钙，准妈妈在吃含钙丰富食物的同时，应注意维生素的摄入。

孕7月不能这么吃

● 暴饮暴食 ●

准妈妈都希望自己拥有健康聪明的宝宝，因而在饮食上总是很注意加强营养，但是这并不意味着吃得越多就越好。过多食物的摄入，只会导致体重的大增，营养过剩，其结果是准妈妈出现血压偏高，胎儿过大。一方面，肥胖的准妈妈患上妊娠期高血压疾病、妊娠糖尿病等疾病的可能性会更大；另一方面，胎儿的体重越重，难产率就越高。因此，准妈妈应该科学地安排饮食，切不可暴饮暴食。

> **小贴士**
>
> 怀孕达到20～24周的准妈妈如果出现下肢水肿，指压时有明显凹陷，休息后水肿不消退时，建议赶紧测量血压，因为在妊娠中后期不少准妈妈会患妊娠期高血压疾病，其诊断标准是妊娠20周后血压超过130/90毫米汞柱（17.3/12.0千帕），或血压较以前升高超过30/15毫米汞柱（4.0/2.0千帕）。

● 长期摄入高蛋白质饮食 ●

蛋白质供应不足，会导致准妈妈身体衰弱，胎儿生长迟缓。然而，过量的高蛋白饮食容易引起食欲减退、腹胀、头晕、疲倦等不适症状，反而不利于健康。因此，准妈妈应平衡饮食，做到营养均衡。

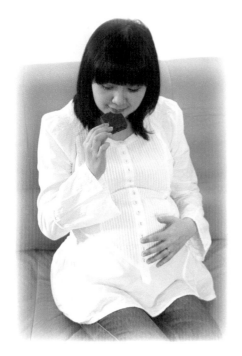

● 不停地嚼口香糖 ●

在饭后，咀嚼口香糖能起到清洁口腔的作用。但若长时间反复咀嚼，却会使消化液过多分泌。特别是在空腹时，会对胃黏膜造成伤害。因此，准妈妈不宜长时间咀嚼口香糖，每次以不超过15分钟为宜。

● 吃畸形或死因不明的食物 ●

吃食物不仅要讲究营养，还要注重食品安全。否则，极易引起食物中毒，甚至导致流产、死胎等。

鱼类出现畸形，常常与其生活的水域受到污染有关。这种鱼体内所含的污染物非常多。有的鸡、鸭，虽然外表畸形不明显，但宰杀后却能看到其腹腔或胸腔内长着许多白色或淡黄色的小瘤，这样的鸡、鸭也不能食用。

🕙 健康的饮食方式可促进睡眠

人们对孕期可能出现的恶心，心口灼热、发闷和打鼾等现象常常束手无策，这些反应困扰着准妈妈们的睡眠，影响她们的情绪和精神状态。请试试以下的饮食建议，也许可以帮助准妈妈酣然入梦。

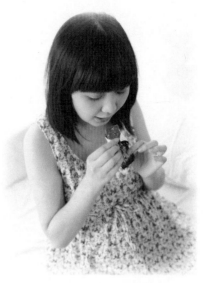

• 减少咖啡因的摄入 •

咖啡因有使人兴奋的作用，茶、咖啡、可乐和巧克力等都含有咖啡因，准妈妈最好减少这些东西的摄入量，尤其是从下午开始，应该完全避免摄入这些食品或饮料。

• 睡前吃些点心可以缓解恶心 •

约有半数以上的准妈妈在怀孕的后3个月也有食欲不振、消化不良等情况。呕吐如不及时纠正，就会造成胎儿营养障碍，从而发生胎儿心脏畸形等病症。因此被恶心、呕吐所困的准妈妈最好能在正餐之间吃些小吃和点心，如牛奶、面包、饼干等，尤其是在睡前，不要空着肚子上床。

• 睡前避免进食难消化或辛辣的食物 •

辣椒等辛辣的食物极易引起心口灼热和消化不良，临睡前吃得过饱也会导致相同的症状。因此，准妈妈的饮食宜清淡，避免暴饮暴食或忽饱忽饿。

• 傍晚之后要减少饮水量 •

水维持着人体器官的正常运作。一方面，准妈妈由于肾血流量和肾小球滤过率增加，排尿次数增多，如不及时补充水分，容易造成缺水；另一方面，由于体内水分增多，准妈妈容易出现尿频和夜尿增多的现象，为了减少夜间起床上洗手间的次数，准妈妈最好在上午多喝水，下午和晚上相应减少水的摄入量。

准妈妈一日餐单建议

早 餐	紫菜包饭100克，鸡蛋1枚，蘑菇汤适量
加 餐	酸奶1杯，苹果1个
午 餐	米饭100克，清炒芦笋100克，小米蒸排骨100克，鱼头豆腐汤1碗
加 餐	黄瓜汁1杯，坚果适量
晚 餐	咖喱鸡肉100克，番茄炒蛋100克，米饭适量

一周饮食搭配示例

	早 餐	午 餐	晚 餐
周 一	牛奶、山药粥、蜂糕	米饭、虾皮豆腐、木耳烧菜心	鸡汤挂面、水果
周 二	豆浆、红薯、香肠	二米饭、扒油麦菜、芙蓉鸡丝	肉蓉米粥、花卷、素烧油菜
周 三	牛奶、面包、水果羹	米饭、炒肚丝、海米冬瓜汤	烙饼、宫保鸡丁、南瓜豆腐汤
周 四	牛奶、煎鸡蛋、水果	米饭、鱼香肉丝、菠菜汤	米饭、香菇扒油菜、鸡汤蘑菇
周 五	牛奶、香肠、水果	米饭、番茄炒肉、鱼香肉丝	大米粥、油焖茭白、炸萝卜丸子
周 六	牛奶、蛋糕、水果	米饭、扒油菜、酸菜鱼	炒面、炒油麦菜
周 日	牛奶、藕片、水果沙拉	米饭、海米白菜、炖鸡肉	二米粥、肉炒蒜苗、素炒冬瓜

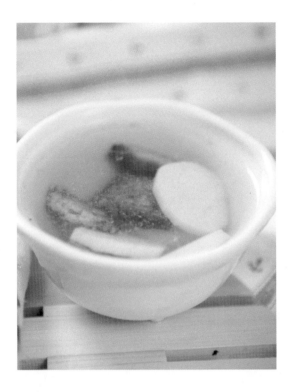

山药鱼肉汤

材料准备

山药1段，石斑鱼肉片240克，高汤适量。

做法

1. 山药削皮，洗净，切成片。
2. 山药放入高汤内，用大火煮开后，转中小火煮15分钟至山药熟软。
3. 放入石斑鱼片，续煮3分钟，即可食用。

虾皮烧冬瓜

材料准备

虾皮50克，冬瓜350克，花生油20克，盐适量。

做法

1. 冬瓜削去皮，切成块；虾皮浸泡，洗净。
2. 锅置火上，放花生油烧热，下入冬瓜快炒，然后加入虾皮和盐，并加少量水，调匀，盖上锅盖，烧透入味即可。

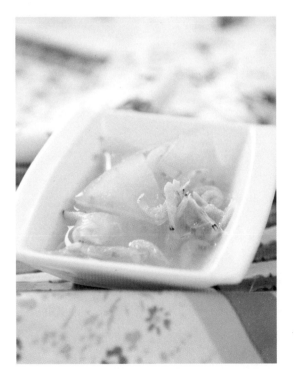

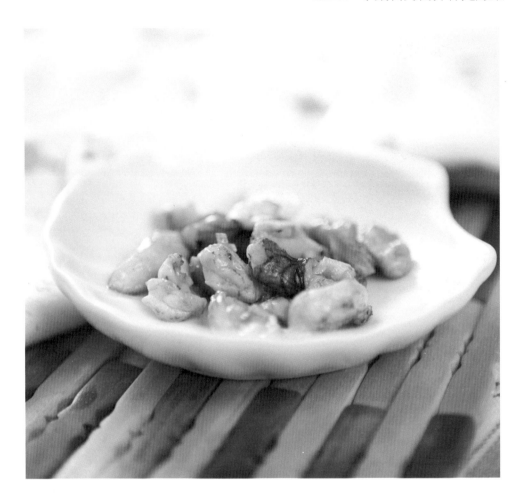

核桃鸡丁

材料准备

核桃仁50克，鸡脯肉300克，鸡蛋1枚，青椒1个，盐、生姜、蒜、小葱、植物油、淀粉、黑胡椒粉、酱油、醋各适量。

做法

1. 鸡脯肉和核桃仁洗净，沥干；鸡脯肉切丁，加少许盐、酱油、淀粉、黑胡椒粉、蛋清拌匀，腌渍一会儿；蒜、姜切末；青椒、小葱切碎；核桃仁切小一点儿块。
2. 锅内放油，微热后倒入核桃仁，炸至呈金黄色，即可盛起。
3. 锅留少许底油，倒入姜末、蒜末爆香，腌渍好的鸡丁入锅翻炒至变色后，加入青椒、少许酱油煸炒。
4. 倒入核桃仁，加盐，炒至入味后（喜欢吃辣的可以加点辣椒酱），淋上一点醋，撒上葱花，起锅即可。

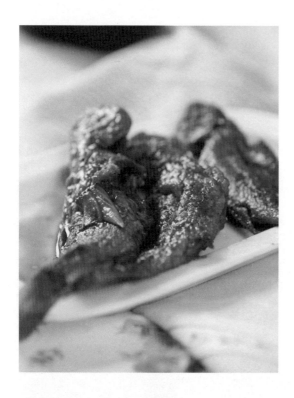

糖醋黄鱼

材料准备

新鲜黄鱼1条，青豆30克，胡萝卜1根，鲜笋20克，水淀粉、酱油、白糖、醋、料酒、葱、植物油各适量。

做法

1. 胡萝卜、鲜笋洗净，切成小丁，与青豆一起放入沸水中烫一下；葱切末；黄鱼去鳞、内脏及鳃，用水洗净，改花刀腌制。
2. 黄鱼放入油锅中，炸至金黄色时捞出。
3. 热锅凉油，放入胡萝卜丁、青豆、鲜笋丁煸炒，烹入糖、醋、料酒、酱油，加葱末，用水淀粉勾芡，把汁浇在鱼身上即成。

番茄牛尾汤

材料准备

白萝卜250克，土豆380克，番茄300克，牛尾750克，洋葱2个，姜4片。

做法

1. 土豆、白萝卜去皮，切片；牛尾洗净，斩小块；番茄、洋葱洗净，切开。
2. 锅中烧水，放入牛尾煮约5分钟，取出冲净；加入白萝卜、姜煲半小时，再放入土豆，煲至土豆烂熟，放入番茄、洋葱，煮沸15分钟，调味即可出锅。

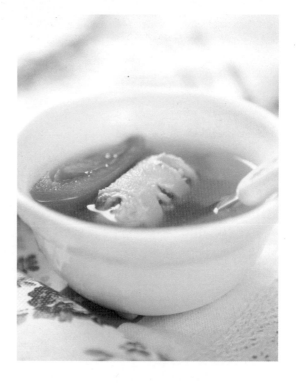

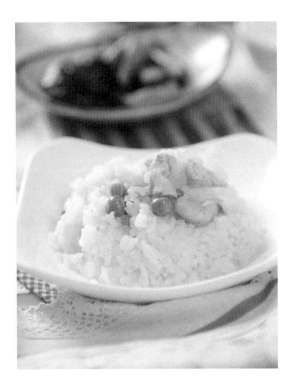

鸡肉卤饭

材料准备

米饭250克，鸡肉50克，豌豆50克，香菇25克，冬笋50克，肉汤、植物油、水淀粉、盐、鸡精、葱末各适量。

做法

1. 香菇、冬笋切丁。
2. 鸡肉切丁，放入热油锅中炒熟，放葱末、冬笋丁、香菇丁、豌豆、盐、米饭炒透盛盘。
3. 炒锅放适量肉汤和盐，烧开后用水淀粉勾芡，放鸡精，浇在炒好的饭上即成。

菠菜蘑菇汤

材料准备

菠菜200克，蘑菇100克，盐适量。

做法

1. 菠菜洗净，放入冷水中浸泡20分钟，切段；蘑菇择洗干净。
2. 锅中加入足够的水，待水滚后，加入蘑菇、菠菜段煮熟即可，最后用盐调味。

菠菜味美色鲜，含有丰富的维生素C及铁、钙等无机盐，对缺铁性贫血有较好的辅助治疗作用。

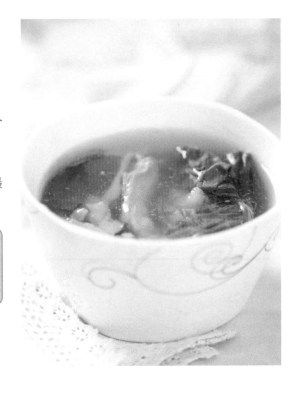

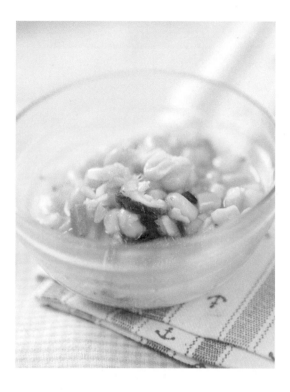

玉米蚕豆羹

材料准备

甜玉米粒300克，鲜蚕豆30克，菠萝40克，枸杞子10克，植物油10克，盐3克，淀粉1小匙，骨头汤1碗。

做法

1. 甜玉米粒蒸熟；菠萝去外皮，切成与玉米粒大小一般的颗粒；鲜蚕豆剥去外皮；枸杞子用水泡发。

2. 锅里放入植物油烧热，加入骨头汤煮滚，再放入甜玉米粒、枸杞子、菠萝粒、鲜蚕豆同煮10分钟，入味后放盐，淀粉加水入锅勾芡即成。

海米炒芹菜

材料准备

芹菜200克，海米10克，植物油15克，酱油10克，鸡精3克，盐适量。

做法

1. 海米用温水浸泡；芹菜去老叶（保留大部分嫩叶）后洗净，切成短段，用开水烫过。

2. 锅置火上，放植物油烧热，下芹菜快炒，并放入海米、酱油，用旺火快炒几下，出锅前撒些鸡精和盐（因为海米已有咸味，盐需少放）即可。

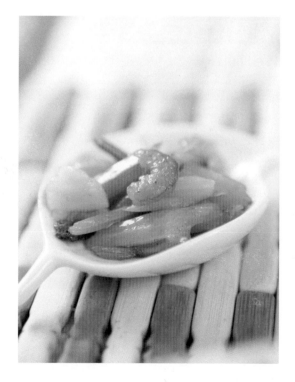

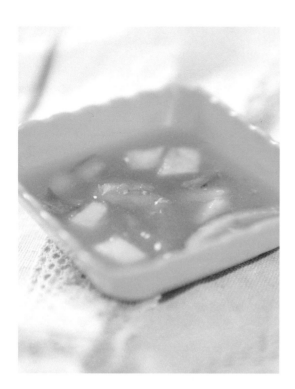

胡萝卜苹果汤

材料准备

苹果80克，胡萝卜50克，洋葱25克，鸡高汤2碗，盐、橄榄油、黑胡椒粉各适量。

做法

1. 洋葱切丝，胡萝卜去皮、切片，苹果去核、切片。
2. 锅中放入橄榄油烧热，加入苹果片、胡萝卜片、洋葱丝，炒软至香味散出。
3. 倒入鸡高汤煮滚，再以小火炖煮约12分钟，加盐、黑胡椒粉调味即可。

黄焖鸭肝

材料准备

葱6克，姜片5克，鸭肝200克，水发木耳10克，胡椒粉、汤各少许，花生油10克，盐5克，鸡精3克，料酒、水淀粉各适量，麻油1克。

做法

1. 锅内加水，待水开时下入鸭肝，用中火稍煮一会儿，倒出冲洗干净，切成片；水发木耳洗净，撕成小朵；葱切段。
2. 锅内倒入适量花生油，炝锅并倒入少许汤，加入鸭肝、木耳，用中火焖至快熟时，放入葱、姜片、胡椒粉、鸡精、盐、料酒，再用水淀粉勾芡，出锅前淋上麻油即可。

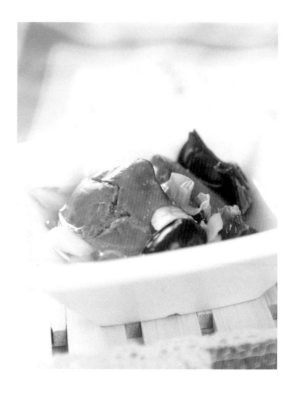

⚐ 延伸阅读：警惕妊娠期高血压疾病

妊娠期高血压疾病是产科常见疾患，是孕产妇死亡的第二大原因。其主要症状有高血压、蛋白尿、水肿，严重时有抽搐、昏迷等症状。妊娠期高血压疾病治疗目的是预防重度子痫前期和子痫的发生。

● 哪些准妈妈容易患上妊娠期高血压疾病 ●

人　群	表　现
肥胖或患有糖尿病的准妈妈	妊娠前就很胖和妊娠后体重急剧增加的准妈妈，患妊娠期高血压疾病的概率是正常女性的3.5倍以上。身体肥胖会加重心脏和肾脏的负担，易导致血压升高。尤其是患有糖尿病的准妈妈，其患上妊娠期高血压疾病的概率是健康准妈妈的4倍以上
高龄准妈妈	35岁以后才第一次受孕的准妈妈，随着血管的老化，很容易患上高血压或心脏病
怀双胞胎的准妈妈	怀上双胞胎的准妈妈，各种身体不适会接踵而至。腹部变大会加重对血管的压迫，在这种状况下，准妈妈患上妊娠期高血压疾病的危险性就会增加

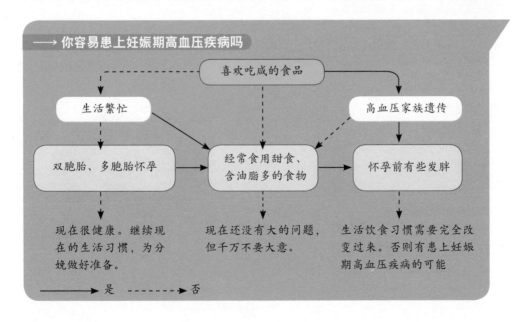

122

●妊娠期高血压疾病的生活防治●

定期检查

定时做产前检查是及早发现妊娠期高血压疾病的最好方法。每次检查，医生都会称体重、测量血压并验尿，还会检查腿部水肿现象。这些是判断妊娠期高血压疾病的重要指标，如有异常，要及早诊治。

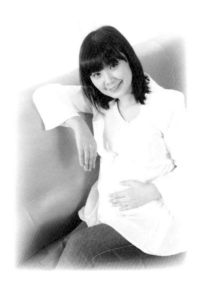

自我检测

准妈妈要经常为自己量血压、称体重，尤其是在妊娠36周以后，每周都应观察血压和体重的变化。

避免过劳

避免过度劳累，保证休息时间，每天的睡眠时间应保证8小时左右，可以降低妊娠期高血压疾病的发生概率。

保证营养

大量摄取优质蛋白质、钙和植物性脂肪，蛋白质不足时会弱化血管，加重病情，同时注意摄取有利于蛋白质吸收的维生素和无机盐。

左侧卧位休息法

治疗妊娠期高血压疾病最有效的方法是坚持卧床休息，取左侧卧位，使子宫血流更加畅通，增加肾脏血流量，使水分更容易排出。

减少盐分

盐分摄入过多会导致血压升高，影响心脏功能，引发蛋白尿和水肿。因此要严格限制盐的摄取，每天不要超过7克。

小贴士

如果出现妊娠期高血压疾病症状，须用药物治疗，若胎盘功能不全日益严重，并接近临产期，医生可能会决定用引产或剖宫产提前结束妊娠。

保持平和的心态

心理压力大也容易诱发妊娠期高血压疾病。不要有精神压力，保持平和的心态也是杜绝妊娠期高血压疾病的重要手段。

第八节 孕8月：准妈妈胃口又变差了

这个时期，准妈妈的基础代谢增加至最高峰，胎儿的生长速度也达到最高峰，身体对营养的需求量很大。但多数准妈妈此时食欲不佳，可少食多餐，并根据自己的口味吃一些容易消化的食物。

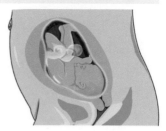

💡 胎儿的发育

胎重　1500~2000克		胎长　约44厘米
器　官	胎儿的主要器官已经基本发育完成。肺和胃肠功能已接近成熟，已具备呼吸能力，能分泌消化液	
面部五官	头发变得浓密，并能够辨别明暗，甚至跟踪光源。听觉神经已经发育完成，对声音开始有所反应	
四　肢	身体和四肢还在继续长大，最终要长得与头部比例相称。许多胎儿在此时已经采取了头向下的体位	

💡 准妈妈的身体变化

项　目	变　化
体　重	这个月体重增加了1300~1800克，准妈妈的体重每周增加500克是正常的
子　宫	准妈妈的腹部更显凸出，行动也越来越吃力。由于子宫将内脏向上推挤，因而时常会感到喘不上气来
乳　房	乳房高高隆起，乳房、腹部及大腿的皮肤上的一条条淡红色的花纹增多
妊娠反应	食欲下降，腰部更容易感到酸痛。经常出现便秘和胃灼热感，前一天脸和腿的水肿并未消失

💡 孕8月重点补充的营养

• 糖类不能少 •

这个月，胎儿开始在肝脏和皮下储存糖原和脂肪，如果准妈妈摄入的糖类不足，就易造成蛋白质缺乏或酮症酸中毒。因此，要及时补充足够的糖类，其摄入量为每日350～450克。全谷类、薯类中均含有糖类。

• 重点补充α-亚麻酸 •

α-亚麻酸是组成大脑细胞和视网膜细胞的重要物质。如果摄取不足，会导致胎儿发育不良，准妈妈也会明显感到疲劳，睡眠质量下降。由于α-亚麻酸在人体内不能合成，因此必须从外界摄取。怀孕的最后3个月，是准妈妈重点补充α-亚麻酸的时期。在日常生活中，用亚麻油炒菜或每天吃几个核桃仁，都可补充α-亚麻酸。

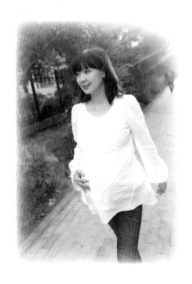

• 多晒太阳，摄入充足的钙 •

在孕晚期，由于胎儿的牙齿、骨骼钙化需要大量的钙，因此准妈妈对钙的需求量明显增加。准妈妈应多吃芝麻、海带、蛋、骨头汤、虾皮汤等富含钙质的食物。一般来说，孕晚期钙的供给量为每日1200毫克，是怀孕前的1.5倍。此外，还应多进行户外活动，多晒太阳。

• 平衡补充各种维生素 •

维生素对胎儿的健康发育起着重要的作用，准妈妈应适量补充各种维生素，尤其是维生素B_1，如果缺乏，易引起呕吐、倦怠、乏力等不适症状，并易造成分娩时子宫收缩乏力，使产程延长。对于有妊娠水肿的准妈妈来说，吃西瓜可消除体内多余的水分，减轻体重压力。

在孕晚期，准妈妈容易出现贫血症状。为了防止分娩时出血过多，应该及早多摄取铁。

小贴士

胎儿个头越来越大，使准妈妈的胃部受到挤压，再加上孕酮的影响使准妈妈的肠胃蠕动减缓，食物在胃中停留时间变长，而且准妈妈的括约肌会比较松弛，导致胃液逆流到食管，因而引起灼热的不适感。准妈妈要少吃多餐，每餐喝一点牛奶，吃完饭不要马上躺下。

吃什么能够减轻水肿

有些准妈妈在这一时期已经开始出现水肿了。许多食物具有一定的利尿作用，食用后可以去除体内多余的水分。水肿的准妈妈不妨尝试下面的食物，这些食物既可以提供各种营养素，同时又不会有服用利尿药物后对准妈妈和胎儿产生的不利因素。

下肢水肿怎么办	
1	正常人水肿不超过踝关节，不需要特别处理
2	尽量避免长时间站立及蹲坐，睡眠时适当垫高下肢，采取左侧卧位
3	坐沙发或椅子上时可以把脚抬高休息，还可以转动踝关节和脚部，促进血液循环
4	把两手高举到头部，先弯曲再伸直每个手指，有助于减轻手指的肿胀
5	如果肿胀特别明显，腿部水肿超过膝盖，就需要去医院
6	吃低盐的饭菜，可减少水肿的发生

● 鲫鱼 ●

鲫鱼是高蛋白、高钙、低脂肪、低钠的食物，经常食用，可以增加准妈妈血液中蛋白的含量，改善血液的渗透压，有利于合理调整体内水分的分布，从而达到消除水肿的目的。

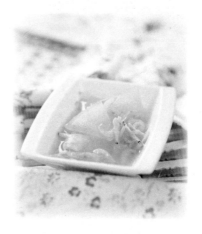

● 鲤鱼 ●

鲤鱼有补益、利水的功效，准妈妈常食可以补益强身、利水祛湿。鲤鱼肉中含有丰富的优质蛋白质，钠的含量也很低，准妈妈常吃可消肿。

小贴士

有些准妈妈在妊娠中晚期会感觉外阴部肿胀，同时耻骨附近疼得厉害。此时不要久站，不要穿过紧的裤子和鞋袜，洗澡的时候注意水温不要太高。

● 冬瓜 ●

冬瓜具有清热泻火、利水渗湿、清热解暑的功效，可提供丰富的营养素和无机盐，既可泽胎化毒，又可利水消肿，准妈妈可以常吃。

⊙ 防治便秘，多吃通便食物

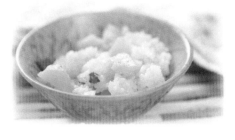

• 土豆 •

土豆是一种营养非常全面且易消化的食物，有助于胎儿的发育。其中所含的粗纤维可促进胃肠蠕动并加速胆固醇在肠道内的代谢，具有降低胆固醇和通便的作用，对改善孕期便秘很有益。

• 芋头 •

芋头富含营养，是一种很好的碱性食物。准妈妈常吃芋头，可以促进肠胃蠕动，帮助母体吸收和消化蛋白质等营养物质，还能清除血管壁上的脂肪沉淀物，对孕期便秘、肥胖等都有很好的食疗作用。

• 玉米 •

玉米是粗粮中的保健佳品，其膳食纤维含量很高，能刺激胃肠蠕动，加速粪便排泄，对改善妊娠便秘大有好处。当然，其还具有利尿、降压、增强新陈代谢、美白皮肤等功效。

• 圆白菜 •

圆白菜营养丰富，具有抗氧化、防衰老的功能，富含维生素、叶酸和膳食纤维，多吃可促进消化、预防便秘，提高人体免疫力。

• 草莓 •

草莓营养丰富，含有多种人体所必需的维生素和无机盐、蛋白质、有机酸、果胶等营养物质，其所含的果胶和膳食纤维可以助消化、通大便，对胃肠不适有滋补调理作用。

• 红薯 •

红薯富含有利于胎儿发育的多种营养成分，同时所含的膳食纤维能有效刺激消化液分泌和胃肠蠕动，促进通便。

• 生菜 •

生菜极富营养，含有多种维生素和丰富的无机盐。常食能改善胃肠血液循环，促进脂肪和蛋白质的消化和吸收，清除血液中的垃圾，排肠毒，防止便秘。

• 酸奶 •

酸奶富有营养，含有新鲜牛奶的全部营养，其中的乳酸、醋酸等有机酸，能刺激胃液分泌，抑制有害菌生长，清理肠道。

• 黄豆 •

黄豆的营养价值很高，含有非常优质的蛋白质和丰富的膳食纤维，有利于胎儿的发育，并促进准妈妈的新陈代谢。同时，丰富的优质膳食纤维能通肠利便，有利于改善准妈妈便秘。

🔆 孕8月你不可以这么吃

● 过量吃人参 ●

怀孕后，许多准妈妈气血偏虚，多吃人参很容易上火，且还会出现呕吐、水肿及高血压等症状，甚至引发流产及早产。此外，参类补品吃得过多，必然会影响正常饮食营养的摄取与吸收，使得内分泌系统功能紊乱。在临近产前，最好不要吃人参，以免引起产后出血。对于其他的人参制剂，准妈妈也应慎服。

● 吃坚果过量 ●

坚果的营养价值很高，是不少准妈妈喜欢吃的食品。但是，坚果也不宜食用过多。

坚果的油性较大，而在怀孕期间，准妈妈的消化功能相对减弱，如果过量食用坚果，很容易引起消化不良。每天食用坚果不应超过50克。

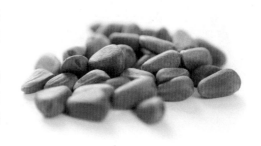

● 摄入过量的蛋白质 ●

过量的高蛋白饮食容易引起食欲减退、腹胀、头晕、疲倦等不适症状，反而不利于健康。因此，准妈妈应平衡饮食，做到营养均衡。

● 准妈妈不宜多吃冷饮 ●

准妈妈多吃冷饮会引起食欲不振、消化不良、腹泻，甚至引起胃部痉挛，出现剧烈腹痛。

另外，胎儿对冷的刺激也很敏感。当准妈妈喝冷饮时，胎儿可能会在子宫内躁动不安，胎动变得频繁。因此，准妈妈吃冷饮一定要有所节制。

小贴士

在怀孕后，为了腹中的胎儿，准妈妈一定要养成按时用餐的习惯。因为胎儿完全依靠准妈妈来获得热能，如果准妈妈不按时用餐，身体就得不到营养的及时供应，会给胎儿的生长发育带来不良影响。

● 准妈妈一日餐单建议

早　餐	鸡丝粥1碗，肉包子1个，醋熘白菜适量
加　餐	牛奶1杯，饼干适量
午　餐	米饭100克，芹菜炒牛肉100克，蜜汁南瓜50克，小白菜肉片汤1碗
加　餐	梨子1个，坚果适量
晚　餐	肉末黄豆芽50克，豆豉炒苦瓜50克，蘑菇炒肉100克，米饭适量

● 一周饮食搭配示例

	早　餐	午　餐	晚　餐
周　一	牛奶、面包、水果	米饭、清蒸鲫鱼、芹菜炒百合	米饭、水晶莴苣、椒盐墨鱼片
周　二	豆浆、花卷、拌海带丝、水果	米饭、肉丝炒芹菜、虾皮菠菜汤	米饭、清炖鲫鱼、炒三丝
周　三	牛奶、玉米羹、糖拌番茄	米饭、清蒸茄子、什锦炒肉丁	米饭、鸡蛋炒香肠、韭菜豆芽
周　四	豆腐脑、煎鸡蛋、水果	米饭、香菇扒油菜、海米冬瓜汤	米饭、肉丝芹菜、素炒菜心
周　五	牛奶、面包、圣女果	米饭、清炖排骨、熘三样	二米饭、鱼香肉丝、双耳南瓜汤
周　六	牛奶、芝麻饼、水果	米饭、猪肝炒菠菜、盐水毛豆	蒸饼、什锦炒牛肉、包菜汤
周　日	牛奶、葱花卷、水果沙拉	米饭、肉丝炒金针菇、蒜蓉油麦菜	红豆粥、鱼香肉丝、素炒黄瓜片

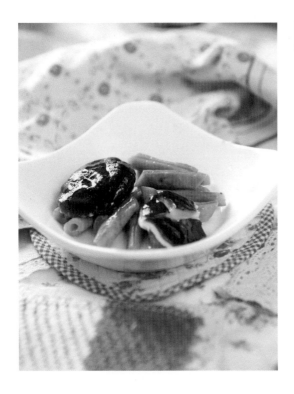

香菇烧豆角

材料准备

豆角300克，香菇150克，植物油约50克，料酒、酱油、盐、味精、葱、姜、蒜末各少许。

做法

1. 豆角去筋，洗净，切段；香菇洗净，用手撕成条。
2. 炒锅放植物油烧至五成热，下入豆角滑至熟透，倒入漏勺；香菇下入沸水中焯烫透，捞出沥净。
3. 锅中加油，用葱、姜、蒜炝锅，加入调味料，添少许汤，下入豆角、香菇快速翻炒入味，装盘即可。

冬瓜杂锅汤

材料准备

冬瓜850克，叉烧肉100克，猪瘦肉120克，香菇60克，鲜虾50克，鸡蛋3枚，鲜鸡肝1副，盐适量。

做法

1. 猪瘦肉、鸡肝洗净，切粒；鲜虾洗净，去壳；冬瓜去皮，切粒；香菇用水浸软，切粒；叉烧肉切粒；鸡蛋搅匀。
2. 锅中加水烧开，放入香菇、冬瓜煮至将熟时，加入猪瘦肉、叉烧肉、虾肉、鸡肝，最后淋入鸡蛋液，加入适量盐调味即可。

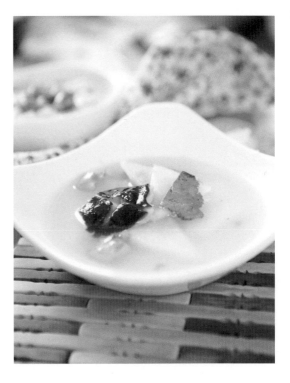

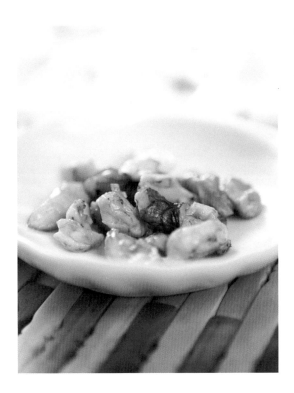

酥炸甜核桃

材料准备

核桃仁100克，盐1/4小匙，白糖、芝麻、柠檬汁各1小匙，植物油适量。

做法

1. 核桃仁入开水中煮3分钟盛起，沥干；芝麻洗净，沥干，下锅炒香。
2. 坐锅点火，加水、白糖、盐及柠檬汁，放入核桃仁煮3分钟盛起，吸干水分。
3. 另起锅，放植物油烧至七八成热时，加入核桃仁炸至微黄色盛起，撒上芝麻即可。

炒鸡胗肝粉

材料准备

面条300克，鸡胗150克，丝瓜100克，洋葱50克，花生油40克，白糖8克，盐5克，水淀粉、葱花、料酒各6克，汤少许。

做法

1. 鸡胗、丝瓜、洋葱分别洗净，切成小薄片，放入碗内；面条入锅煮熟，捞出装碗。
2. 糖、盐、葱花、料酒、汤、水淀粉调成味汁。
3. 坐锅放花生油，烧热下鸡胗、丝瓜片、洋葱片炒熟，加调好的汁再炒片刻，倒在面条上即可。

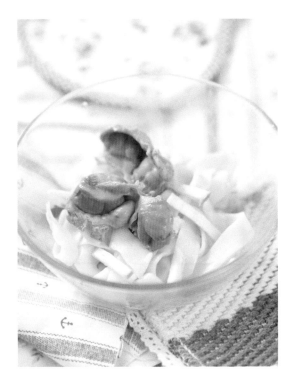

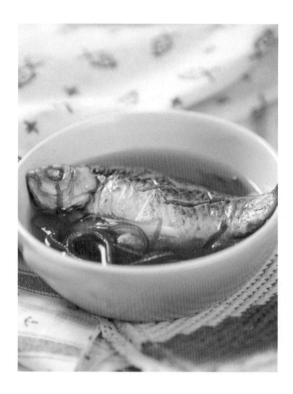

海带炖酥鱼

材料准备

小鲫鱼200克，干海带80克，料酒、盐、酱油、醋、白糖、葱段、姜片各适量。

做法

1. 小鲫鱼去内脏，洗净；干海带泡发后切细条，上锅蒸20分钟，取出。
2. 小鲫鱼摆在小锅内，在上面码上一层海带，放上料酒、盐、酱油、醋、白糖、葱段、姜片。
3. 加水没过菜面，大火煮开后，小火炖至汤稠即可。

家常豆腐

材料准备

豆腐1块，猪肝150克，植物油、水发木耳、料酒、酱油、辣椒酱、盐、味精、葱、蒜片、姜末、汤各少许，水淀粉适量。

做法

1. 猪肝洗净，切片；豆腐切片，撒少许盐腌制10分钟，再入油锅煎至金黄色，倒入漏勺。
2. 炒锅加植物油，下葱、姜末、蒜片炝锅，放入猪肝煸炒至变色，添少许汤，再下入豆腐片、木耳、辣椒酱、酱油、料酒，烧至入味，加味精，用水淀粉勾芡，淋明油即可。

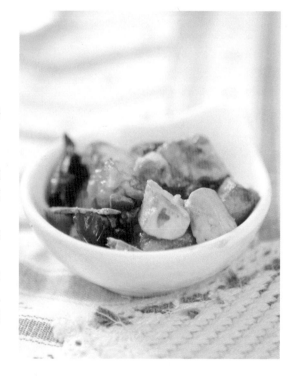

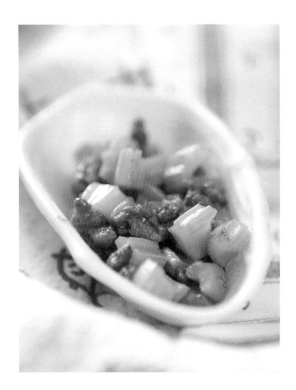

牛肉末炒芹菜

材料准备

牛肉70克，芹菜200克，酱油5克，料酒、葱、姜各3克，淀粉、植物油各15克，盐4克。

做法

1. 用酱油、淀粉、料酒调汁拌好；牛肉去筋膜，洗净，切碎；芹菜择好，用开水烫过，洗净，切碎；葱去皮，切成葱花；姜洗净，切末。
2. 热锅放油，把葱、姜煸炒，再下牛肉末和芹菜，加盐，用旺火快炒，盛出，倒入调好的汁搅拌几下即成。

核桃炒西蓝花

材料准备

西蓝花300克，核桃仁100克，蒜末、葱丝、植物油、香油、鸡精、盐各适量。

做法

1. 西蓝花洗净后，用手掰成小朵，锅内烧水加少许盐，放入西蓝花焯一下。
2. 核桃仁凉油下锅翻炒，炒至微黄色盛出。
3. 锅内放植物油，烧至温热后放入蒜末、葱丝爆香，倒入西蓝花翻炒，再加入核桃仁、盐，快速翻炒几下，加入鸡精后出锅，盛入盘中，淋少许香油即可。

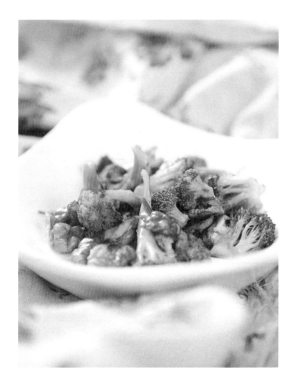

💡 延伸阅读：准备入院待产包

每个准妈妈都在孕期紧张地期待自己的宝宝能顺利出生，为了更好地迎接宝宝的到来，每位准妈妈都想给宝宝最好的东西，却又不知该如何准备、该准备哪些，常常会弄得手忙脚乱。入院待产包最好提早准备好。

• 产妇的用品 •

产妇必备钱物	
现金和医保卡	产妇自然分娩的费用在2000元左右，剖宫产费用在5000～15000元。如果有医保卡，准妈妈要记得携带
检查单据	B超、心电图等怀孕期间的全部检查单。便于医护人员了解准妈妈的身体、胎盘功能及胎儿宫内情况
证件	夫妻双方身份证、户口簿、结婚证及准生证等

必备营养品	
水	在分娩前的宫缩间隙，产妇喝水减轻痛苦、保持体力
巧克力	在分娩时食用，当宫口全开时吃，能补充能量，维持分娩体力
红糖	分娩后，马上喝一杯红糖水，可以帮助恢复力气，还能增加奶水
流质食物	吃些清淡的稀饭、汤水，能帮助下奶

必备生活用品	
洗漱用品	牙刷、牙膏、毛巾、脸盆、水杯等
衣服及帽子	出院时穿戴
拖鞋	选一双舒服的鞋子，在分娩后方便穿用
收腹带	如果是剖宫产，为避免伤口疼痛，可以准备一条收腹带
吸管	方便饮水
内裤	带3～4条透气性好的纯棉内裤，因产后有血性分泌物，很容易弄脏内裤
卫生巾	要选择产妇专用卫生巾
靠垫	妈妈靠在上面喂奶更舒服
哺乳衫	前开襟的衣服，方便妈妈喂奶
哺乳文胸	全棉无钢架设计，防止乳房下垂
乳垫	至少准备两对，以便换洗

• 宝宝的用品 •

宝宝必备生活用品	
小棉被	用来包裹孩子，由于孩子小，不能用大被子
软头勺子	如果没有母乳喂养的禁忌证，只是暂时母乳少，就别用奶瓶喂宝宝，因为奶瓶好吸吮，小孩吃了后就不喜欢费力吸妈妈的乳头了，建议用婴儿专用的软头勺喂宝宝
尿 布	将一些全棉的线衣、线裤消毒干净，剪成小块儿，用作宝宝的小尿布，或选择有质量保证的纸尿裤
护臀霜	防止宝宝尿布湿疹
婴儿服	全棉、无领的婴儿服，保暖并保护肌肤
洗护用品	沐浴液、洗发液、爽身粉、润肤油，清洁、保护和滋润宝宝皮肤

宝宝必备喂养用品	
奶粉、奶瓶	患肝炎、贫血、肺结核等不适合母乳喂养的妈妈，需要给孩子喂配方奶，要先准备好奶瓶、奶粉
奶 嘴	吸吮是宝宝发育过程中的重要部分，因此一个品质良好、适合宝宝的奶嘴，不仅是宝宝最佳的亲密伙伴，更是影响日后牙齿排列的重要原因。奶嘴的软硬度要适中，材质最好是硅胶的，因为硅胶的性能比较稳定、耐热强、弹性好、不易老化，并且硅胶奶嘴更接近母亲的乳头，宝宝比较容易接受
奶瓶刷	一大一小两把刷子，刷奶瓶消毒用
奶瓶夹	消毒时用来夹奶嘴和奶瓶
消毒器具	家用的消毒柜就可以，臭氧、红外线和高温可分别使用，需要煮沸消毒的用家里的锅也行，但要保证是宝宝专用的

第九节 孕9月：准妈妈要注意体重

此时，应补充足够的铁和钙，饮食上采取少食多餐，多摄取容易消化且营养成分高的食物。总之，这个月的饮食目的之一，是为了使胎儿保持一个适当的出生体重，从而有益于宝宝的健康成长。

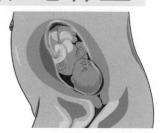

胎儿的发育

胎重　2000~2800克		胎长　46~50厘米
器　官	到了第36周，两个肾脏已发育完全，肝脏也已能够处理一些代谢废物。呼吸系统、消化系统、生殖器官也发育得几近成熟	
面部五官	胎儿的听力已充分发育，对外界的声音已有反应，而且能够表现出喜欢或厌烦的表情	
四　肢	胎儿此时身体呈圆形，皮下脂肪较为丰富，皮肤的皱纹、毳毛都相对减少。皮肤呈淡红色，身体变得圆润，脸、胸、腹、手、足等处的胎毛逐渐稀疏	
胎　动	第35周，胎动每12小时在30次左右为正常，如果胎动过少（少于20次预示胎儿可能缺氧，少于10次胎儿有生命危险）则必须速去就医	

准妈妈的身体变化

项　目	变　化
体　重	准妈妈体重的增长已达到最高峰，已增重11~13千克
妊娠反应	准妈妈气喘加剧。由于子宫膨大，压迫到胃，胃口不好。分泌物有所增加，排尿次数增多

💡 孕9月重点补充的营养

• 加大钙的摄入量 •

胎儿体内的钙一半以上都是在怀孕期最后两个月储存的。如果此时摄入的钙量不足，胎儿就会动用母体骨骼中的钙，容易导致准妈妈发生软骨病。富含钙质的食物有牛奶、虾皮、核桃仁、南瓜子、鱼松等。

• 适当增加铁的摄入 •

现在胎儿的肝脏以每天5毫克的速度储存铁，直到存储量达到540毫克。若铁的摄入量不足，就会影响胎儿体内铁的存储，出生后易患缺铁性贫血。动物肝脏、木耳、芝麻等含有丰富的铁。

• 脂类摄入量控制在每日60克 •

此时，胎儿大脑中的某些部分还没有成熟，准妈妈需要适量补充脂类，尤其植物油仍是必需的。每天摄入的总脂量应为60克左右。

• 控制盐分、水分 •

准妈妈应继续控制盐的摄入量，以减轻水肿状况。此外，由于准妈妈胃内容纳食物的空间不多，因此不要一次大量饮水，以免影响进食。

• 膳食纤维不可少 •

孕后期，逐渐增大的胎儿给准妈妈带来负担，准妈妈很容易发生便秘。由于便秘，又易引发内痔。为了缓解便秘带来的痛苦，准妈妈应该注意摄取足够量的膳食纤维，以促进肠道蠕动。全麦面包、芹菜、胡萝卜、白薯、土豆、豆芽、菜花等食物中都含有丰富的膳食纤维。准妈妈还应该适当进行户外运动，并养成每日定时排便的习惯。

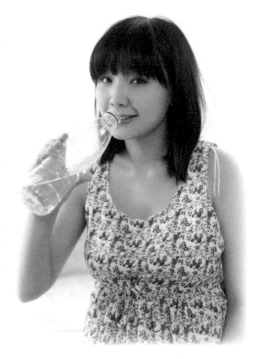

💡 孕9月不可以吃的食物

● 冷饮 ●

各种含糖量高的饮料，包括冷饮、冰棍儿等，其主要成分是水和糖类，多吃影响食欲，且冷的刺激还可使肠道痉挛引起腹痛、腹泻。食用过量的话，怀孕后期容易引起早产。

● 膨化食品 ●

膨化食品如饼干、虾条等，主要是淀粉、糖类和膨化剂制成，蛋白质含量很少，多吃可致肥胖，且没有任何营养。

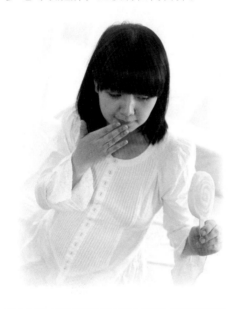

● 甜食 ●

巧克力、果冻、蛋糕这类甜食热量高，成分复杂，含有大量的甜味剂、人工合成香料、增稠剂等，不但能够导致准妈妈体重直线飙升，同时还会影响胎儿的发育，造成巨大儿。对于患有妊娠期糖尿病的准妈妈来讲，甜食更是雷区！

● 街头食品 ●

包括烤羊肉串、酸辣粉、烤白薯等食品。烧烤、煎炸类食品含有致癌物质——3，4-苯并芘，这点大家都知道。对于准妈妈来说，烧烤、煎炸类肉食，若没有彻底熟透，还存在弓形虫的威胁！街头小贩制作的低成本酸辣粉，更含有明矾（学名十二水合硫酸铝钾），它在水溶液中会游离出大量易被人体吸收的铝离子。摄入过量的铝，能直接破坏神经细胞的遗传物质和脱氧核糖核酸的功能，使脑细胞发生退化性病变，并可以通过胎盘侵入胎儿大脑，增加智力低下儿的发生率。

小贴士

孕晚期准妈妈由于机体损耗极大，容易疲劳，就更需要充分的睡眠。准妈妈不要熬夜工作。睡眠不好会使准妈妈心情烦躁、疲乏无力、精力不集中，影响胎儿的身心健康。母亲吸烟、酗酒、通宵打麻将等不良的行为方式，会影响胎儿的健康，严重时甚至会发生早产、死产等事故。

🔅 准妈妈一日餐单建议

早　餐	南瓜粥1碗，鸡蛋1枚，糖拌番茄适量
加　餐	酸奶1杯，香蕉1根
午　餐	米饭100克，蘑菇炒青菜100克，板栗烧鸡80克，清炖鲤鱼适量
加　餐	苹果1个，坚果适量
晚　餐	熘肝片100克，家常豆腐100克，荞麦面1碗

💡 一周饮食搭配示例

	早　餐	午　餐	晚　餐
周　一	牛奶、面包、水果	米饭、蒸鱼片豆腐、清炒青菜	紫米饭、鸡汤蘑菇、炒合菜
周　二	牛奶、面包、水果	米饭、猪肉海带、苦瓜煎鸡蛋	鲤鱼饭、虾子豆腐羹
周　三	牛奶、发糕、水果	米饭、蘑菇鸡块、醋熘白菜	米饭、口蘑鸭子、蔬菜沙拉
周　四	豆浆、芝麻火烧、炝拌芹菜	米饭、红烧海参、糖醋白菜丝	玉米面粥、苦瓜炒肉、水果
周　五	牛奶、面包、水果	米饭、炒鸡杂、南瓜汤	米饭、窝窝头、排骨汤
周　六	牛奶、蛋糕、水果	米饭、酸炒生鱼片、虾皮黄瓜汤	米饭、茄汁炖青鱼、蔬菜沙拉
周　日	酸奶、果味面包、水果羹	米饭、浇汁鱼、栗子烧白菜	紫豆粥、蒸饼、咸蛋黄南瓜

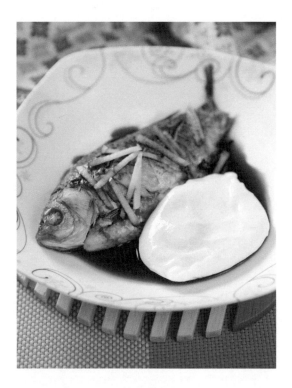

鲫鱼蒸蛋

材料准备

鲫鱼2条（约500克），鸡蛋1枚，盐1小匙，植物油3小匙，姜丝5克。

做法

1. 鲫鱼去鳞、鳃、内脏，用水洗干净，在鱼身两侧片几道斜刀花；鸡蛋煮成荷包蛋。
2. 煲置火上，放入适量水，大火烧开，下鲫鱼及盐适量，烧10分钟左右，连汤盛入碗内。
3. 荷包蛋放入盛鱼碗内，撒上姜丝，淋上植物油，再放蒸笼里，上火蒸5~10分钟，即可食用。

海米油菜汤

材料准备

油菜280克，海米20克，姜丝3克，花生油20克，白糖、汤、盐各适量，味精少许。

做法

1. 海米用温水泡发好，油菜择洗干净。
2. 炒锅上火，放花生油烧热，下姜丝炝一下锅，再放入油菜翻炒，下海米，放盐、白糖、汤，稍煮炒后放入味精，搅匀后盛入盘内。

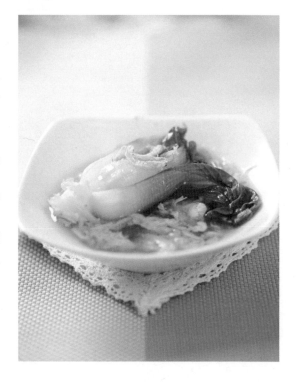

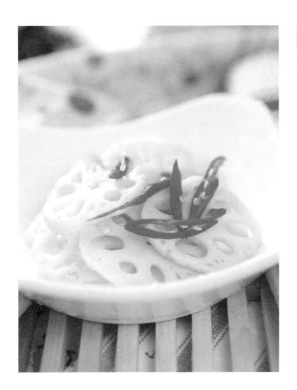

红椒拌藕片

材料准备

白嫩莲藕1根，红椒2个，白糖、芝麻油、姜丝、香醋及盐各适量。

做法

1. 红椒去籽，去蒂，切丝；莲藕、去皮，清洗干净，切成片，装入一个器皿中，放盐并加凉开水将其泡软，取出沥水，与红椒丝一起装盘。
2. 白糖、香醋及姜丝一起撒在藕片和红椒丝上，略腌一会儿，淋上芝麻油即成。

红枣南瓜汤

材料准备

南瓜300克，红枣50克，冰糖适量。

做法

1. 南瓜洗净后切成适当大小的块，红枣洗净。
2. 锅内加水烧温，下入南瓜和红枣。
3. 大火烧开后转为中火，加入冰糖，再煮15分钟即可。

此汤是一款非常适合准妈妈饮用的汤水。南瓜性温味甘，可补中益气，含有丰富的胡萝卜素及维生素，准妈妈经常服用，可益气补血。

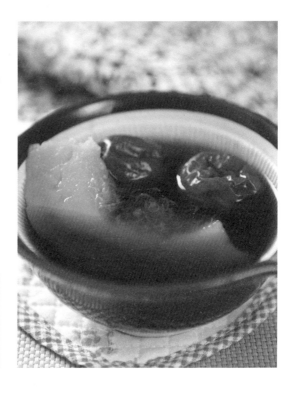

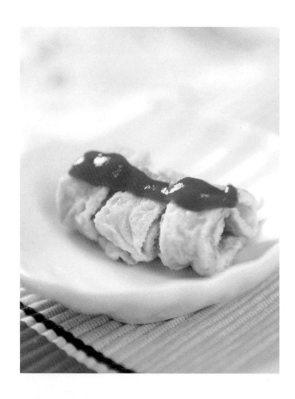

番茄蛋卷

材料准备
鸡蛋2枚，番茄酱30克，盐、胡椒粉各适量。

做法
1. 鸡蛋打散，加入盐、胡椒粉混合均匀。
2. 盘上先铺上保鲜膜，上面倒入做法1中的鸡液，盖上保鲜膜后用微波炉加热40秒钟。
3. 取出后搅拌一下，盖回保鲜膜再加热40秒钟，取出后撕去保鲜膜，将鸡蛋卷成卷状。
4. 鸡蛋卷放入盘中，淋上番茄酱即可食用。

红烧大虾

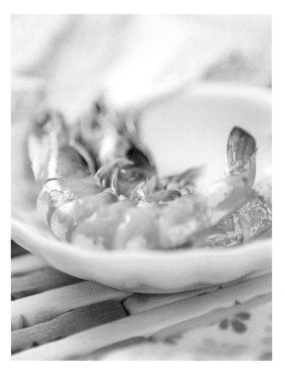

材料准备
草虾500克，生抽2匙，白糖1匙，大蒜4瓣，植物油适量。

做法
1. 虾洗净后，剪去虾枪，沥干水后。
2. 锅中放植物油，四成热后放入大蒜爆锅，至蒜瓣呈金黄色，倒入草虾爆炒半分钟。
3. 放入生抽、白糖炒匀，倒入没及一半虾身的水，盖盖儿煮开后，再煮2分钟，即可食用。

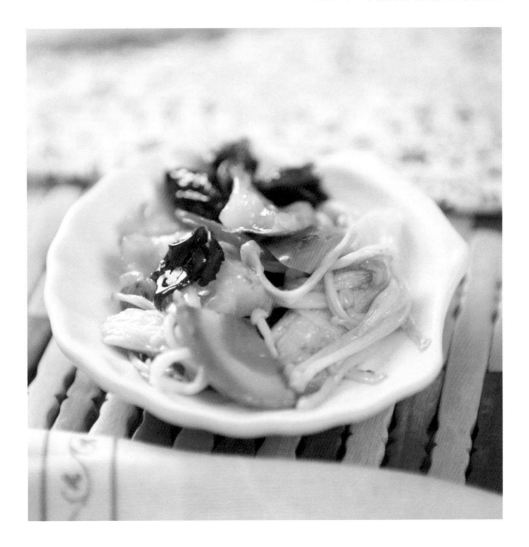

木耳炒金针菇

材料准备

金针菇200克，木耳100克，青椒、胡萝卜各50克，植物油、盐、料酒、蒜末、葱丝各适量。

做法

1. 木耳切小块，青椒、胡萝卜切片，金针菇去根洗净。

2. 木耳和金针菇加1勺盐略腌，用水焯后沥干。

3. 锅中放少许植物油，放蒜末、葱丝爆锅，再倒入青椒片、胡萝卜片、木耳块和金针菇翻炒，待快熟时加盐翻炒几下，最后淋点料酒即可出锅。

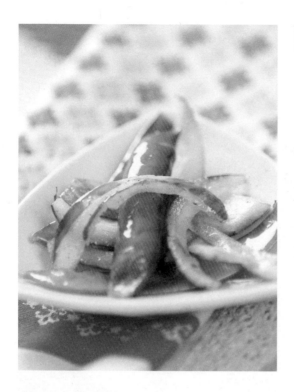

豌豆荚炒洋葱

材料准备

豌豆荚60克，洋葱80克，青蒜60克，豆瓣酱2小匙，植物油适量。

做法

1. 所有材料洗净；豌豆荚去蒂，洋葱切丝，青蒜切片。
2. 热锅入植物油，爆香洋葱，放少许水及豆瓣酱，最后放豌豆荚及青蒜，炒熟即可。

凉拌木耳黄瓜

材料准备

木耳200克，黄瓜、胡萝卜各半根，葱段、蒜蓉、花椒、大料各适量，植物油、白糖、盐、鸡精、醋各少许。

做法

1. 木耳用温水泡发后洗净，撕成小朵；黄瓜、胡萝卜切成菱形片。
2. 锅中加水，烧开后滴几滴植物油，分别放入胡萝卜片、木耳块焯熟，捞出放凉。
3. 油锅加少许植物油，放入花椒、大料、葱段炸出香味，放凉。
4. 木耳块、黄瓜片、胡萝卜片放入盘中，加蒜蓉、白糖、盐、鸡精、醋，倒入炸好的油拌匀即可。

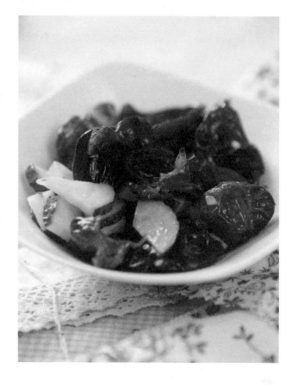

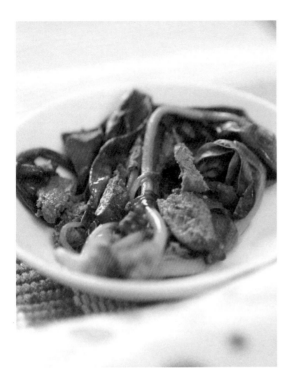

炒猪肝菠菜

材料准备

猪肝250克，菠菜300克，植物油2大匙，酱油1大匙，绍酒1/2大匙，醋1小匙，白糖2/3小匙，盐、味精各1小匙，花椒粉、葱片、姜末各少许，水淀粉适量。

做法

1. 猪肝切小薄片，菠菜择洗干净，切2.5厘米长的段，下沸水中焯烫一下，即刻捞出，沥净水分。
2. 炒锅上火烧热，加适量植物油，用葱、姜炝锅，放入猪肝煸炒，烹绍酒、醋，加酱油、白糖、花椒粉，再放入菠菜段、盐、味精，翻炒均匀，用水淀粉勾芡，淋明油，出锅装盘即可。

凉拌双花

材料准备

菜花200克，西蓝花200克，盐、鸡精、海鲜酱油、植物油各适量。

做法

1. 菜花和西蓝花洗净，撕成小朵。
2. 菜花和西蓝花在开水中焯一下，过一下凉开水，沥干水分，添加盐、鸡精和海鲜酱油拌匀。
3. 起油锅，烧热植物油，趁热浇在拌好的双花上即成。

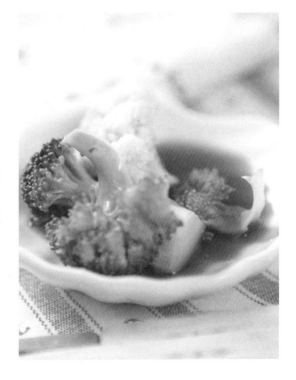

🔍 延伸阅读：分娩的三大征兆

　　分娩的日子临近了，家人都开始惴惴不安：究竟什么才是宝宝要出生的信号，怎么判断是否就要分娩了？准妈妈要根据这些信号，做好分娩前的准备。一旦出现分娩前的征兆，就应当考虑去医院待产，以保证母婴健康。

●规律性宫缩●

宫缩的特征

	特　征
1	子宫的收缩有规律，逐渐加强。宫缩初期大概每隔10分钟宫缩1次，且强度较轻微
2	宫缩强度逐渐加深，频率逐渐加快，每隔3～5分钟宫缩1次，每次宫缩持续时间变长，可持续50～60秒钟
3	大部分出现在腹部下方，但是会扩散到背部下方
4	宫缩会引起腹痛，腹痛一阵紧似一阵，就预示着快临产了。宫缩从不舒服的压力到绷紧、拉扯的痛
5	有少数准妈妈会出现腰酸症状
6	宫缩发生时通常情况下会见红

出现宫缩怎么办

　　走动可能会使腹痛更严重，准妈妈可以卧床躺着休息。用垫子或椅子做支撑，找一种最适合的姿势减轻疼痛。不要做剧烈运动及使用腹肌的运动，可以做散步这样轻微的活动。一定要有家人的陪伴，防止有突然情况发生。

　　如果宫缩不规律或是形成规律但间隔很长，说明离分娩还有一段时间，可以在家休息，等阵痛达到每10分钟1次的时候再入院待产。

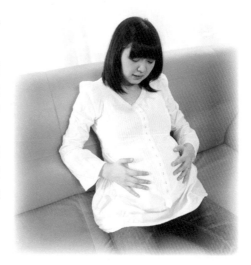

• 见红 •

见红的特征

	特　征
1	见红的颜色一般为茶褐色、粉红色、鲜红色
2	出血量一般比月经的出血量少
3	混合黏液流出，质地黏稠
4	见红大多发生在分娩临近、阵痛发生前24小时出现。但个体是有差异的，也有准妈妈在分娩1周前或更早就出现见红的情况

出现见红怎么办

如果只是出现了淡淡的血丝，量也不多，准妈妈可以留在家里观察。平时注意不要太过操劳，避免剧烈运动。如果见红后出现阵痛和破水，就应该立即在家人的陪同下去医院。

小贴士

胎盘剥离引起血管破裂也会造成出血，这种情况非常危险，需立即去医院。如果发现出血量超过月经量或大量涌出，呈鲜红色时就要立刻赶往医院。

• 破水 •

破水的特征

	特　征
1	流出的羊水无色透明，可能含有胎脂等漂浮物
2	感觉到热的液体从阴道流出
3	准妈妈无意识，不能像控制尿液一样控制羊水流出
4	破水具有持续性

破水后该怎么办

不管在什么场合，都应立即平躺，防止羊水流出。破水后，可以垫些护垫，需要干净的内裤和干净的卫生护垫。破水可能导致宫内感染，所以一旦发生破水就应立即去医院。

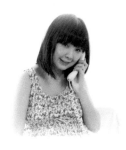

第十节 孕10月：和胎儿一起冲刺

这个时期，准妈妈要多吃富含蛋白质、糖类等能量较高的食物，饮食的关键在于质量，少食多餐，并选择口味清淡、易于消化的食物。应多吃甘蓝、西蓝花、香瓜、全麦面包等对分娩有补益作用的食物。

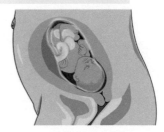

胎儿的发育

胎重　3000~3500克		胎长　约51厘米
器　官	身体各部分器官已发育完成，其中肺部将是最后一个发育成熟的器官	
面部五官	胎儿的感觉器官和神经系统可对母体内外的各种刺激做出反应，能敏锐地感知母亲的思考，并感知母亲的心情、情绪及对自己的态度	
四　肢	手、脚的肌肉发达，骨骼已变硬。头发已长3~4厘米。此时的胎儿已完全具备生活在母体之外的条件。在孕期的38~40周，小宝宝随时都可能诞生	
胎儿姿势	胎儿的头在准妈妈的骨盆腔内摇摆，周围有骨盆的骨架保护着	

准妈妈的身体变化

项　目	变　化
体　重	体重达到高峰期
子　宫	子宫收缩频繁，开始出现分娩的征兆
乳　房	有更多乳汁从乳头溢出

💡 孕10月需要重点补充的营养

● 富含锌的食物可帮助准妈妈自然分娩 ●

在孕期，锌能维持胎儿的健康发育，并帮助准妈妈顺利分娩。胎儿对锌的需求量在孕晚期达到最高，因此，准妈妈需要多吃一些富含锌元素的食物，如瘦肉、紫菜、牡蛎、鱼类、黄豆、核桃仁等，尤其是牡蛎，其含锌量非常丰富。

● 维生素K可防止分娩时大出血 ●

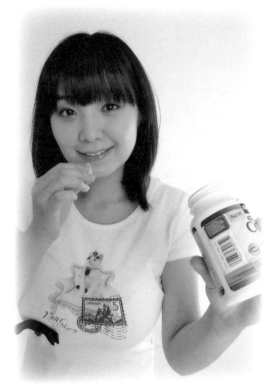

维生素K经肠道吸收，在肝脏产生出凝血酶原及凝血因子，有很好地防止出血的作用。准妈妈在预产期的前一个月应有意识地从食物中摄取维生素K，可在分娩时防止大出血，也可预防新生儿因缺乏维生素K而引起的颅内、消化道出血。富含维生素K的食物有菜花、白菜、菠菜、莴苣、干酪、肝脏、谷类等。

● 补充足够的铁 ●

分娩会造成准妈妈血液的流失：阴道分娩的出血量为350~500毫升，而剖宫产的出血量最高可达到750~1000毫升。因此，这个阶段的补铁绝不可怠慢，补充量应为每日20~30毫克。

小贴士

此时胎儿已发育成熟，随时都可能娩出。如准妈妈胃内积食过多，会影响分娩，导致不得不对准妈妈进行清胃，所以在此阶段尤其要注意少食多餐。

● 重点补充维生素B_{12} ●

维生素B_{12}是人体三大造血原料之一。若摄入量不足，准妈妈会感觉身体虚弱、精神抑郁等，还可能引起贫血。这种维生素几乎只存在于动物性食品中，如牛肉、鸡肉、鱼肉、牛奶、鸡蛋等。

💡 孕10月不可以这么吃

• 吃双倍的食物 •

如果准妈妈的膳食均衡，而且量比较合理的话，那只需要继续保持就可以了，没有必要多吃。为了保证腹中的胎儿更好的发育，我们确实需要比平时摄入更多的热量，但是，并不是说改变了饮食习惯就能满足胎儿的需要。

• 不吃脂肪 •

孕期不应该拒绝脂肪，因为脂肪对胎儿神经系统及细胞膜的形成是必不可少的。如果在孕期的某个阶段，胎儿缺乏本应该得到的某种脂肪，在以后的时间里是无法弥补的。

• 过量喝水 •

实际上，每日1.5升的水量只是一个象征性的数字。不同的人、不同的饮食、不同的体力活动和不同的气温环境下，需要的水量是不同的。那么，如何知道自己饮水的量是不是够呢？准妈妈可以观察自己的排尿量，如果24小时内排出1.5升的尿液，就说明饮水量是足够的。但是，现在的问题是无法测量自己的排尿量。那么，可以变通一下，观察自己去卫生间的次数也是可以的。

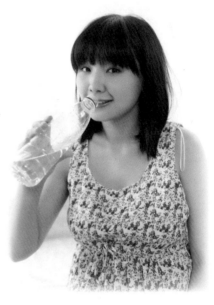

• 为补钙吃很多奶制品 •

因为胎儿的成长发育需要吸收大量的钙，从而使得准妈妈的血钙含量降低。此时，一旦准妈妈的机体中负责调节磷和钙含量的甲状旁腺发现了这一情况，它就会分泌一种激素，这种激素使肾脏产生维生素D，从而提高钙的肠吸收率。这样，准妈妈的血钙很快就会恢复正常。当然，我们并不是说准妈妈因此就可以不吃奶制品。每天2～3次的奶制品就足够了，并不是通常人们所说的一定要吃4次。

小贴士

这时准妈妈进入最后一个孕月，因随时都有可能破水、阵痛而分娩，应该避免独自外出或长时间在外。此时适当的运动仍不可缺少，但不可过度，以免消耗太多的体力而妨碍分娩，营养、睡眠和休养也必须充足。若发生破水或见红等分娩征兆，就不能再入浴。

如何根据产程安排饮食

产程，是指妇女分娩婴儿的全过程。分娩主要分为3个产程：

第一产程：在整个分娩过程中所占的时间最长。虽然阵痛会影响到正常进食，但为了保证体力，准妈妈应吃些蛋糕、稀饭、烂糊面等柔软、清淡且易消化的食物，应多次进食，每次不宜太多。

第二产程：准妈妈可喝些糖水、果汁、菜汤、牛奶、藕粉等，以补充能量。这个阶段，鼓励吃一些高热量的流食或半流食。

第三产程：通常时间较短，不必勉强进食。若出现产程延长的现象，应给准妈妈喝些糖水、果汁。

哪些食物适宜临产的准妈妈

临产之时，准妈妈要有足够的能量供给，才能保障分娩的顺利。以下这些食物，会对分娩有所帮助。

食物名称	功　效
巧克力	享有"助产大力士"的美誉。在分娩时，巧克力可助准妈妈一臂之力
红糖水	在第二产程时，准妈妈会消耗很多能量，而食用红糖水可补充体力
牛　奶	准妈妈在分娩期间喝点牛奶，可补充能量
藕　粉	含有大量的淀粉，可在人体内转化为糖，为准妈妈提供能量
苋菜粥	具有清热、滑胎的功效，可帮助准妈妈顺利分娩
坚　果	如花生仁、核桃仁、松子仁等，富含脂肪和蛋白质，对顺利分娩非常有益

小贴士

本月，准妈妈要每周做一次产前检查。让医生进行胎心监护、B超检查，了解羊水及胎儿在子宫内的状况。如果超过41周还没有分娩迹象，准妈妈应该住院催产了，因为逾期过久，胎儿在宫内将面临缺氧危险。临产前，准妈妈还要做一次全面的检查，了解有关分娩的知识，为宝宝顺利来到人间做好"铺垫"。

💡 准妈妈一日餐单建议

早　餐	香菇鸡汤面1碗，生菜卷饼1张
加　餐	牛奶250毫升，坚果适量
午　餐	米饭100克，清炒茼蒿100克，西蓝花烧双菇100克，番茄牛肉煲适量
加　餐	香蕉1根，坚果适量
晚　餐	小米粥1碗，茶树菇木耳炒肉片100克，肉末茄子100克

💡 一周饮食搭配示例

	早　餐	午　餐	晚　餐
周　一	牛奶、面包、水果羹	米饭、酸鱼汤、炒白菜片	软饭、素炒三丁、干烧鱼段
周　二	牛奶、红烧鲤鱼、扒白菜条	米饭、炒肉黄瓜干、浇汁鱼	炸酱面、蔬菜沙拉
周　三	牛奶、馒头、果味黄瓜	米饭、扒翅根、糖醋藕片	米饭、牛肉番茄、蒜蓉苦瓜
周　四	牛奶、面包、水果	米饭、芝麻牛排、菠菜汤	小米粥、油饼、炝炒土豆丝
周　五	豆浆、馒头、拌三丝、水果	米饭、酸菜鱼、素炒蒜苗	酸奶烙饼、清炒西葫芦
周　六	牛奶、面包、煎鸡蛋、水果	米饭、爆鱿鱼卷、醋熘白菜	酸奶烙饼、鱼肉馄饨
周　日	牛奶、手抓饼、菠萝沙拉	米饭、葱椒茄条、干炸丸子	二米粥、肉片炒扁豆、炝拌黄瓜

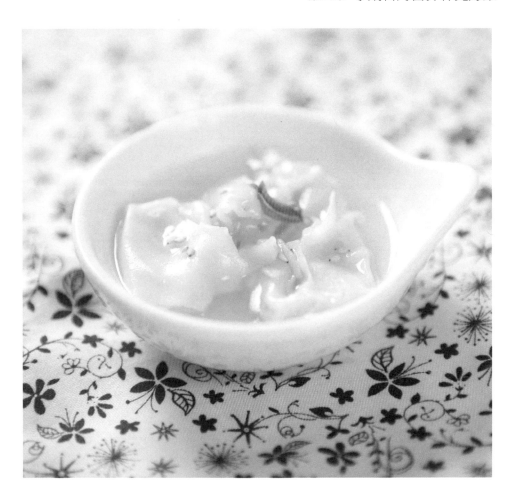

鱼肉馄饨

材料准备

鱼肉300克，干淀粉300克，猪肉馅儿350克，盐、绍酒、绿叶菜（韭菜、青菜）、葱花、鸡油各适量。

做法

1. 鱼肉剁成膏，加盐拌匀，做成鱼丸，砧板上放干淀粉，把鱼丸放在干淀粉里滚动，用擀面杖做成直径7厘米的鱼肉馄饨皮。

2. 猪肉馅儿做成馅心，用鱼肉馄饨皮卷好捏牢。

3. 旺火烧锅，放入水烧沸，下馄饨，用筷子轻搅，以免黏结；用小火烧到馄饨浮上水面5分钟左右，即可捞出。

4. 汤中加盐和绍酒，烧沸后放入绿叶菜（韭菜、香菜），倒入盛有馄饨的碗中，撒葱花，淋鸡油，即可食用。

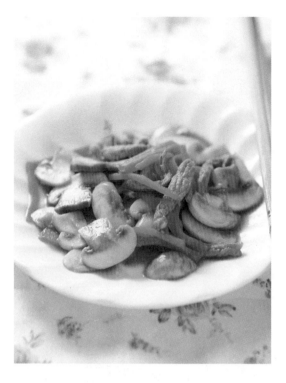

蚝油牛肉

材料准备

口蘑150克，牛肉200克，胡萝卜半根，蚝油、酱油各2小匙，料酒1小匙，姜丝、香油各少许，高汤、淀粉各适量，植物油2大匙。

做法

1. 口蘑洗净，切片；胡萝卜洗净，切丝；牛肉切细丝，加少许酱油与淀粉，拌匀上浆。

2. 炒锅烧热，加植物油，三成热时放入牛肉丝划散，捞出沥油。锅中下入姜丝爆香，再下入胡萝卜丝、口蘑片，接着放入牛肉丝、高汤、蚝油、酱油、料酒翻炒，出锅前勾芡后淋入香油，即可食用。

冬瓜烧羊肉

材料准备

冬瓜250克，羊肉200克，香菜25克，香油、盐各1小匙，胡椒粉、味精各1小匙，葱、姜各适量。

做法

1. 羊肉切成小块；冬瓜去皮、瓤，洗净切成块，一同下沸水焯烫透，捞出沥净水分；香菜择洗净，切末。

2. 汤锅上火烧开，下入羊肉块、葱、姜、盐，炖至八分熟时，再放入冬瓜块，将葱、姜拣出不要，加味精，撒胡椒粉、香菜末，淋香油，出锅装盘即可。

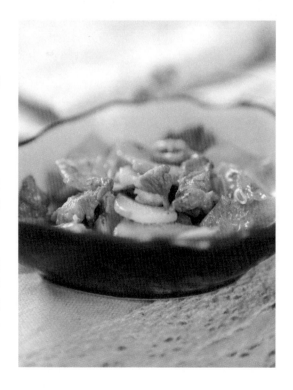

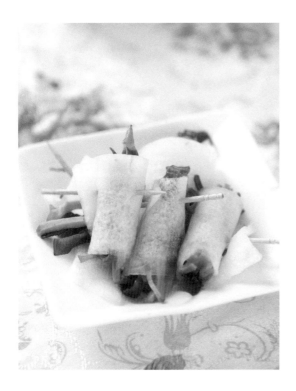

冬瓜海鲜卷

材料准备

胡萝卜、火腿、香菇、芹菜各50克，冬瓜、草虾各20克，水淀粉、盐、味精、白糖各适量。

做法

1. 冬瓜洗净，切薄片，滚水烫软；草虾洗净，剁成蓉；火腿、香菇、芹菜、胡萝卜切条；胡萝卜、芹菜条分别在沸水中烫熟。
2. 除冬瓜外的全部材料拌入调料，包入冬瓜片内卷成卷，刷上油，上笼蒸熟，取出装盘，菜汤用水淀粉勾芡，淋在表面即可。

酸甜三文鱼

材料准备

三文鱼60克，柠檬汁15克，橄榄油10克，盐3克，胡椒粉3克，白糖少许。

做法

1. 柠檬汁、白糖、橄榄油混合搅拌均匀，制成腌汁。
2. 三文鱼放入混合汁中，同时撒上盐及胡椒粉，腌制约10分钟。
3. 用橄榄油起锅，放入三文鱼两面煎熟，将腌汁一起加热后淋上即可。

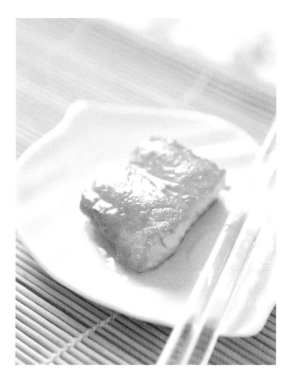

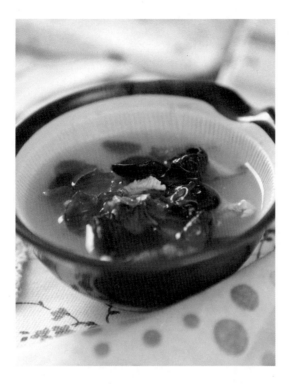

木耳肉羹汤

材料准备

里脊肉100克，木耳40克，姜3~5片，酱油、麻油、淀粉、盐、黑胡椒粉各少许。

做法

1. 里脊肉切块，用刀背将肉拍松，放入碗中，加酱油和麻油腌泡，待烹调前捞出，裹上淀粉做成肉羹；木耳泡3~4小时，择净。
2. 起锅烧水，放入木耳及姜片煮半小时左右，至木耳微软，加入肉羹煮熟，再加盐、黑胡椒粉即可。

凉拌茄子

材料准备

大蒜2瓣，茄子2条，葱2根，醋1小匙，淀粉1小匙，植物油1小匙。

做法

1. 葱洗净；大蒜去皮，切末；茄子洗净，切3~4厘米长段。
2. 茄子放入滚水中，大火煮软，捞起，沥干水分，平铺于盘中待凉。
3. 锅中倒入植物油烧热，爆香葱、蒜末，加入醋和1大匙水，中火煮滚，再加入淀粉勾芡，盛起时将油淋在茄子上即可。

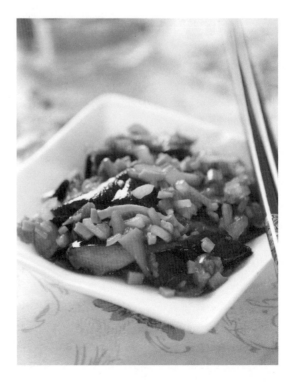

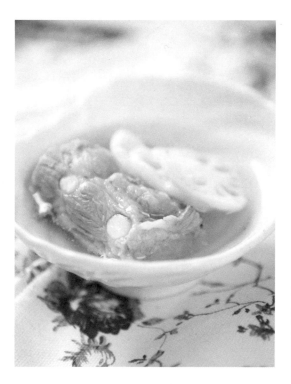

莲藕排骨汤

材料准备
莲藕、排骨各300克，盐1小匙。

做法
1. 排骨洗干净，放入滚水中余烫，捞出。
2. 莲藕去皮，切约1厘米厚片。
3. 排骨、藕片放入锅中加入半锅冷水，中火煮开，改小火慢熬约1~1.5小时，熬煮至排骨熟烂，加入盐调匀，即可盛出。

> 莲藕富含铁、钙等微量元素，植物蛋白质、维生素及淀粉含量也很丰富，有明显的补益气血的作用。

指环虾仁

材料准备
虾仁200克，黄瓜1根，盐1小匙，葱花适量，水淀粉、植物油各1大匙。

做法
1. 虾仁洗净，挑去虾线；黄瓜切成短段，掏空后每段塞入一个虾仁。
2. 炒锅烧热，加植物油，六成热时下葱花爆香，倒入塞入虾仁的黄瓜段，轻轻翻动，虾仁变色后加盐调味，加少许水稍煮，出锅前加水淀粉勾芡，炒匀，即可食用。

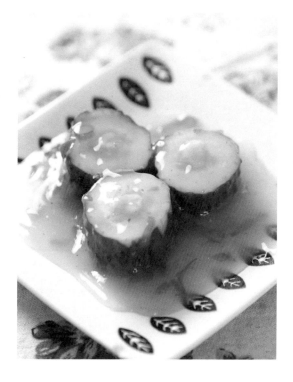

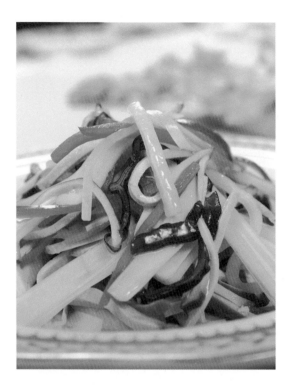

生炒四丝

材料准备

韭黄150克，豆腐干100克，榨菜20克，水发木耳、红辣椒各15克，粉皮30克，淀粉、盐、酱油、味精、香油、植物油、汤各适量。

做法

1. 韭黄切成段，豆腐干、粉皮、榨菜、水发木耳及红辣椒均切成丝状。
2. 油锅烧热，加盐、酱油、味精、香油、植物油及汤，再放入韭黄、豆腐干、粉皮、榨菜、木耳及辣椒拌炒，将熟时加入淀粉勾芡即可食用。

三色蜇丝

材料准备

海蜇皮200克，红椒、青椒各1个，盐、白糖、姜、香油各适量。

做法

1. 海蜇皮洗净，切细丝，用温水略浸泡，沥干；红椒、青椒、姜分别洗净，切丝。
2. 海蜇丝放入盘中，加入盐、白糖、香油、红椒丝、青椒丝拌匀，最后撒上姜丝即可。

> 海蜇入口爽脆，具有含碘量高、低脂肪、高蛋白、食用方便、鲜脆可口等特点，是准妈妈的美食佳品。

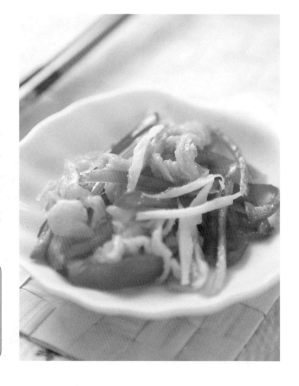

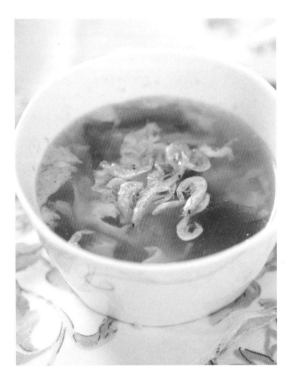

虾皮紫菜蛋汤

材料准备

紫菜10克，鸡蛋1枚，虾皮、香菜、花生油、盐、葱花、姜末、香油各适量。

做法

1. 虾皮洗净；紫菜用水洗净，撕成小块；鸡蛋磕入碗内打散；香菜择洗干净，切成小段。
2. 炒锅置火上，放入花生油烧热，下入姜末略炸，放入虾皮略炒一下，添水，烧沸后，淋入鸡蛋液，放入紫菜块、香菜段、盐、葱花，再淋上香油，即可食用。

淡菜汤

材料准备

淡菜500克，油菜心200克，料酒10克，盐3克，葱段8克，姜片5克，胡椒粉1克，猪油15克。

做法

1. 淡菜用热水浸泡，去杂洗净，放入碗中，上笼蒸1小时取出。
2. 烧热锅，加入猪油，将淡菜连汤下锅，加入水、盐、料酒、葱段、姜片、胡椒粉，煮开后加入油菜心稍煮，拣出葱段、姜片即成。

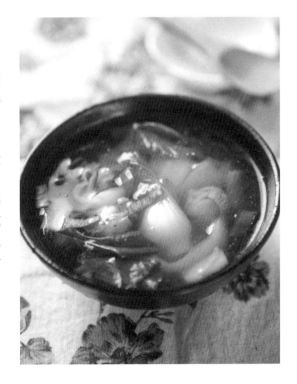

💡 延伸阅读：产褥期营养很重要

产妇娩出胎儿到生殖器官恢复正常状态的一段时间称为产褥期。在这个阶段里，良好的饮食调养非常重要。新妈妈的食物选择应以高蛋白、低脂肪为原则，注意荤素搭配、粗细搭配、干稀搭配，饮食清淡且易消化，可采取少食多餐的方式，以减轻胃肠负担，促进食物的消化吸收。

• 产褥期新妈妈应该这样吃 •

饮食清淡且易消化

在产褥期，新妈妈应吃些清淡且易消化的食物。在食物的烹饪上，宜采用蒸、炖、焖、煮等方式，而少用煎、炸的方法。

每日摄入优质蛋白质95克

充足、高质量的蛋白质供给才能使母乳分泌量充足。我国营养学会推荐，产妇每天蛋白质的供给量为95克。因此，新妈妈需要摄入更多的优质蛋白质，可适量多吃鸡、鱼、动物肝脏、鸡蛋、牛奶等。

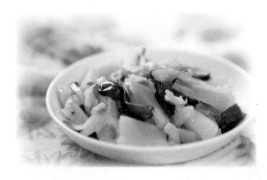

有荤有素，粗细搭配

为了保证能摄入足够的营养素，新妈妈的饮食应多样化，荤菜、素菜要搭配着吃，并常吃些粗粮和杂粮。小米、糙米、玉米粉里所含的B族维生素，要比精米、精面高出好几倍，对新妈妈的健康大有裨益。

注意调护脾胃

在产褥期，新妈妈应吃一些有利于健脾开胃、增进食欲、促进消化的食物，如山楂糕、红枣、山药、番茄等。

小贴士

汤肉同吃营养会更丰富，但肉汤不宜太浓，否则高脂肪的乳汁会引起宝宝腹泻。另外，喝汤应适量，以防引起乳房胀痛。

多进食汤饮

汤类味道鲜美，不仅易于消化吸收，还能促进乳汁分泌。新妈妈可以多进食各种汤饮，如鲫鱼汤、排骨汤、猪蹄汤、蛋汤等。

食物干稀搭配

干食能保证营养的供给，稀食则可提供充足的水分。因此，新妈妈的饮食应注意干稀搭配。

多吃含钙、铁丰富的食物

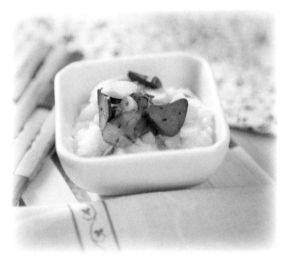

处在哺乳期的新妈妈对钙的需求量很大，因此，要特别注意对钙的补充。奶和奶制品的含钙量最丰富，且易于被人体吸收利用。虾皮、大豆、芝麻酱等也能提供丰富的钙质。

新妈妈还要多吃一些含铁丰富的食物，如动物肝脏、肉类、菠菜、油菜等，以防止产后贫血。

摄入一定量的脂类

新妈妈对富含脂肪的食物不可避而远之，因为脂类是宝宝大脑发育的必要物质，但也不能摄取过量。

多吃新鲜蔬果和海藻类食物

这类食物不仅能为新妈妈提供必需的营养素，还可增进食欲，促进乳汁分泌，防止便秘。新妈妈每天应保证摄入500克左右的新鲜蔬果，并注意多食用绿叶蔬菜。

少食多餐

产后新妈妈的胃肠功能减弱，如果一次进食过多，会增加胃肠的负担。坚持少食多餐有助于胃肠功能的恢复，并能防止产后肥胖。

小贴士

含钙高的食物应避免和草酸含量高的食物一起烹饪，否则会影响钙质的吸收。草酸含量高的食物有菠菜、苦瓜、芹菜、红薯叶、小白菜等。

•产褥期不应该这样吃•

快速进补

在产后的前两三天，新妈妈不要急着喝催奶的汤，否则涨奶期可能会疼痛，也容易患乳腺炎等疾病。

产后第1周，是新妈妈排出体内毒素、多余水分、废血、废气的阶段，这时如果盲目进补，会使恶露和毒素排不干净。同时，也会给消化系统造成负担。另外，也不要急着服用人参之类的滋补品。

滋补过量

有的新妈妈认为产后应该好好滋补，于是天天鸡鸭鱼肉不离口，对身体大补特补。殊不知，这样的做法不仅是一种浪费，还有害于健康。原因主要有以下几点：

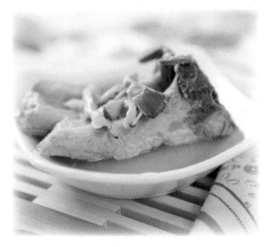

第一，产后胃肠道功能的恢复需要一段时间，如果滋补过量，会加重肠道负担，引起消化不良。第二，处于产褥期的新妈妈活动较少，若滋补过量，容易导致肥胖，引发冠心病、糖尿病、高血压等各种疾病。第三，营养的过量摄入，必然会使新妈妈奶水中的脂肪含量大大增加，造成宝宝肥胖或导致宝宝出现慢性腹泻。

对于新妈妈来说，只需适当地增加营养，保证营养的全面均衡，就可以了。

小贴士

一般来说，在产后2~3周，产伤已愈合，恶露明显减少，这时才可服用人参。另外，患高血压、妊娠期高血压疾病、高血脂、动脉硬化等症的新妈妈，都不适合服用人参。因此，新妈妈在服用前应先咨询医生。

喝茶太浓

新妈妈不宜多喝茶，这是因为茶叶中含有鞣酸，它可影响肠道对铁的吸收，从而引起贫血，进而影响乳腺的血液循环，抑制乳汁分泌。茶水的浓度越大，鞣酸的含量就越高，对铁的吸收影响就越严重。

此外，茶水中含有咖啡因，不仅可使人精神兴奋、难以入睡，还可通过乳汁进入到宝宝的身体内，使宝宝容易出现肠痉挛和无故啼哭的现象。

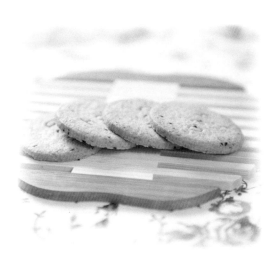

吃过硬的食物

产后，不少新妈妈都会有牙齿松动的情况出现，而过硬的食物不仅对牙齿不好，也不利于消化吸收。因此，新妈妈应选择松软可口的食物，以便利于营养的消化吸收。

食用辛辣、生冷的食物

在产后1个月，新妈妈的饮食应以清淡、易消化为主，并保证食物品种的多样化。这个阶段，准妈妈一定要忌食辛辣和过于生冷的食物。

辛辣的食物，如辣椒、胡椒、茴香、韭菜、大蒜、酒等可助内热，引起口舌生疮、大便秘结或痔疮发作。而母体的内热能通过乳汁影响到宝宝的健康。

生冷的食物容易损伤脾胃，影响消化功能，还易引起产后腹痛及恶露不尽等症状。新妈妈尤其要注意在产后第1周尽量不要食用寒性的水果，如梨、西瓜等。

过多饮用红糖水

红糖所含的营养成分有利于新妈妈产后身体的恢复。红糖水具有活血化瘀、补血、促进子宫收缩及恶露排出等作用。但是，红糖水虽好，也不能过多饮用，否则会使恶露中的血量增加，导致慢性失血性贫血。红糖水的饮用时间不能超过10天。

过多吃鸡蛋

鸡蛋虽然营养丰富，但也并非多多益善。尤其需要注意的是，在产后数小时内，最好不要吃鸡蛋。因为在分娩的过程中体力消耗大，出汗多，体液不足，消化能力下降，如果分娩后立即吃鸡蛋，会难以消化，给胃肠增加负担。

在整个产褥期，新妈妈每天食用2枚鸡蛋就足够了。若摄入过多，反而不利身体健康，甚至容易引起胃病。因此，新妈妈不宜吃过多鸡蛋。

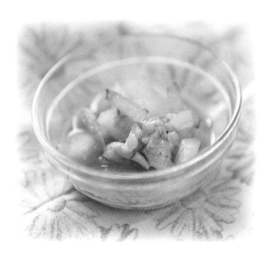

●适合产褥期吃的食物●

食物名称	功 效
核 桃	不仅能健脑益智、补血养气，还有润肤、乌发的作用
花 生	养血止血，有滋补作用，可帮助新妈妈预防产后贫血
芝 麻	滋养肝肾、补养气血、润肠通便，具有补钙的作用
小 米	富含维生素B_1和维生素B_2，可促进肠道蠕动，增进食欲
玉 米	富含多种人体所需的氨基酸，有助于新妈妈恢复体力，预防产后贫血
银 耳	滋阴润肺、润肠通便，可帮助新妈妈预防产后便秘，并增强机体免疫功能
红 枣	富含铁、钙等，可帮助新妈妈补血、驱寒
红小豆	健脾利湿、散血解毒，有利于新妈妈消除水肿
桂 圆	含葡萄糖和蔗糖及多种维生素，为补血益脾之佳品，适用于产后体虚
西 芹	富含膳食纤维，常吃可有效预防便秘
胡萝卜	具有养肝明目、补血的功效，可增强机体免疫功能
牛 奶	营养丰富，易于消化吸收，是人体钙的最佳来源
鸡 蛋	含丰富的蛋白质、脂肪、卵磷脂和钙、磷、铁及多种维生素，对产后身体恢复很有好处，每日食用以不超过2支为宜
山 药	具有益气补脾、帮助消化等作用，是产后滋补的佳品
莲 藕	含有大量的淀粉、维生素和无机盐，可健脾益胃、润燥养阴、清热生乳
海 带	新妈妈多吃海带，能增加乳汁中碘和铁的含量，利于宝宝的生长和发育
猪 肝	是最理想的补血佳品之一，且具有明目的功效
鲫 鱼	富含优质蛋白质，可促进子宫收缩，还有催乳作用
鲤 鱼	可健脾开胃、消水肿、利小便、通脉催乳
乌 鸡	滋阴清热，补虚补血，对产后贫血、脾胃不佳的新妈妈非常适宜

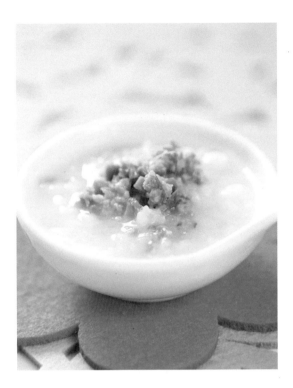

牛肉粥

材料准备

粳米100克，牛肉50克，葱段、姜块、盐各适量。

做法

1. 牛肉洗净，剁成肉末。
2. 粳米淘洗干净。
3. 锅置火上，倒入开水烧沸，放入葱段、姜块、牛肉末，煮沸后捞出葱段、姜块，撇去浮沫，倒入粳米，煮成粥，用盐调味即可食用。

> 牛肉具有补脾胃、益气血、除湿气、消水肿、强筋骨等作用，再配以粳米煮粥，更宜脾胃。

香菇炒菜花

材料准备

菜花250克，香菇15克，花生油15克，鸡油10克，盐3克，鸡精2克，葱花2克，姜片2克，水淀粉10克，鸡汤2碗。

做法

1. 菜花择洗干净，切成小块，放入沸水锅内焯一下捞出；香菇用温水泡发，去蒂，洗净。
2. 炒锅上火，放花生油烧热，下葱花、姜片煸出香味，加鸡汤、盐、鸡精，烧开后捞出葱花、姜片不要，放入香菇、菜花块，用小火稍煨，入味后，用水淀粉勾芡，淋鸡油，盛入盘内，即可食用。

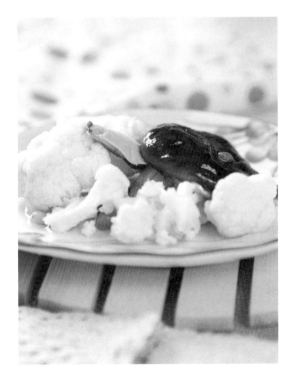

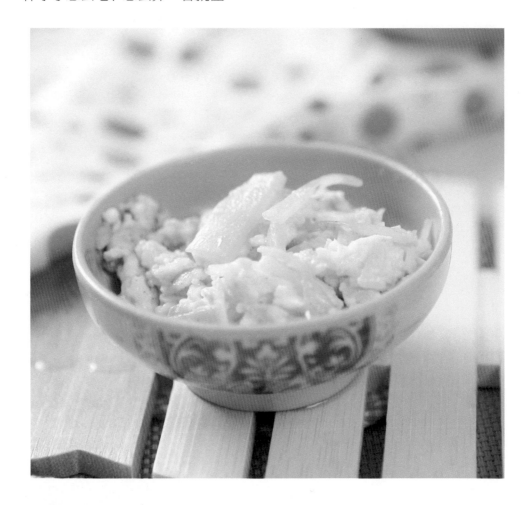

莴苣炒鸡蛋

材料准备

鸡蛋1枚，莴苣100克，核桃油10克，盐、葱花、汤各适量。

做法

1. 莴苣去皮，洗净，切成丝。

2. 鸡蛋磕入碗内，加入盐调匀。

3. 核桃油放入锅中烧热，葱花爆锅，放入莴苣丝翻炒几下，加入盐及汤，炒干汤汁，待熟后盛入盘内。

4. 另起锅，放入核桃油烧热，倒入鸡蛋液，与炒过的莴苣同炒，待鸡蛋熟后，装盘即可。